斉藤章佳

セックス依存症

GS幻冬舎新書 602

はじめに

セックス依存症の疑いがある有名人

日本で「セックス依存症」という言葉がメディアで頻繁に使われるようになったのは、タイガー・ウッズのセックススキャンダルがきっかけといわれています。

タイガー・ウッズは交通事故をきっかけに十数人もの愛人との不倫が発覚し、ミシシッピ州にあるセックス依存症専門の治療施設に入院。この一連の愛人スキャンダルをメディアが大々的に取り上げたことから、「セックス依存症」という言葉が日本でも注目を集めました。

この他にも、ホワイトハウス内で実習生との不倫スキャンダルを起こしたビル・クリントン元大統領も、その背景にはセックス依存症があることが報じられていますし、俳優のマイケル・ダグラス、チャーリー・シーンも自らがセックス依存症であった過去を告白しています。

近年では、２０１７年10月にアメリカの人気俳優ら20人以上からセクハラ告発を受けて#MeToo ムーブメントの引き金となった映画プロデューサー、ハーヴェイ・ワインスタインもセックス依存症の治療を受けていることが知られています。

そして国内で記憶に新しいのは、お笑いコンビ・アンジャッシュの渡部建さんの複数女性との不倫問題です。スクープした週刊誌では、彼がときに女性を呼び出し、商業施設の多目的トイレで性行為に及んでいたことが取り上げられ、情報番組のコメンテーターが「セックス依存症ではないか」と指摘しました。

この記事では、渡部さんが交際相手の女性を多目的トイレに呼び出し、わずか３〜５分の性行為の後、１万円札を女性のバッグの上に置いたと報道されています。もちろん記事のすべてを鵜呑みにすることはできませんが、この行為はまるで相手を性処理の道具として扱っているように見受けられます。そしてそこには、女性に対する支配欲や優越感、男尊女卑的な価値観と地続きになっている「認知の歪み」が潜んでいると思われます。

このようなねじれた価値観の存在は気になるものの、依存症治療の臨床家としては、特定の芸能人を「あの人はセックス依存症だ、病気だよ！」などと安易にレッテル貼りするのは非常に危険だと考えています。

そもそも渡部さんにとって、不倫問題が発覚して、番組を降板になるなど社会的損失を被るような問題が表面化したのは、この件がはじめてです。もし今後、彼が芸能界に復帰してからも不倫や過激な性行為を繰り返し、さらなる損失を被り、本人も苦痛を感じていてもなお不特定多数とのセックスをやめることができないのであれば、セックス依存症である可能性も疑われます。しかしたった一度、週刊誌にスキャンダル記事が出ただけでは、安易な診断は誰も下せないというのが現状です。

セックス依存症者は「性欲の強いモンスター」なのか？

芸能人や著名人の例に限らず、セックス依存症というと「セックス中毒」「性欲が強い変態」というイメージが常につきまとい、ときに面白おかしく消費されているのが現実です。しかし、本当にセックス依存症に陥っている人は、性行為が好きで好きでたまらないのでしょうか？　性欲にだらしない、恐ろしいモンスターなのでしょうか？

これまで私はおよそ20年にわたり、アルコールやギャンブル、薬物、摂食障害やクレプトマニア（窃盗症）、痴漢や盗撮、小児性暴力といった性犯罪など、さまざまな依存症治療の現場に携わってきました。性依存症の臨床家としていうと、セックス依存症は決して性欲の問題ではありません。実にさまざまに複合的な要因が、複雑に絡み合って生じた問題なのです。

　本書では、そんなセックス依存症を数々の実例とともに、当事者の苦悩と彼らが抱える背景、社会的要因からひもといていきます。自助グループや回復プログラムについても、かなりのページを割いて紹介しています。

　また、本書でいう性依存症とはセックス依存症を含めた幅広い概念で、「さまざまな損失があっても性的逸脱行動を繰り返す状態」の名称として便宜的に使用しています。

　セックス依存症は、誰しもが陥るリスクのある病です。そして、我慢や気合い、根性では治りません。回復のプログラムにつながることができず、放置しておけば症状がエスカレートし、深刻な強迫的性行動につながるケースも存在します。

　この本を手に取ってくれた方のなかには、「ひょっとして自分はセックス依存症かも？」と思い悩んでいる人がいるかもしれません。依存症者をサポートする家族やパートナー、そして依存症についてより深い知識を得たい方もいるでしょう。本書がひとりでも多くの方の手助けとなれば幸いです。

セックス依存症／目次

図版・DTP　美創

編集協力　アケミン

＊本書で扱っている事例は、本人が特定できないよう大幅に内容を変更しています。

第1章

誤解だらけのセックス依存症

——彼らは「性欲モンスター」ではない

あなたは大丈夫？　性依存症チェックリスト

性依存症について知る前に、まずは「性依存症・自己診断のための10の質問」に答えてみましょう。あてはまる項目にチェックを入れてください。

- □あなたの性的な思考や行動に関して、誰かの助けが必要と感じる
- □性的な思考や行動をしているときのほうがリラックスできる
- □セックスや性的刺激によって、物事の優先順位がしばしば逆転する
- □自分自身の性的な思考や行動で制限したいと感じることがある
- □なにかに耐えられず、不安や孤独感をやわらげるためにセックスを用いる
- □セックスの後、罪悪感や自責の念を抱いて落ち込む
- □性的行動に時間をとられ、家族や身近な友人をおろそかにしている
- □最近、性的行動のせいで集中力や仕事の能率が落ちている
- □次から次へと性的関係を持つ相手を変えている
- □性的行動を隠すため、嘘をつくことがよくある

あなたはいくつチェックがつきましたか？

「まったく考えたこともない」という人もいれば、思わずドキッとした人もいるかもしれませんね。

このチェックリストは、私が勤務するクリニックでも初診時に参考資料として活用しているものです。ひとつでもチェックがつくと性依存症の傾向がありますし、あてはまる項目が多ければ多いほど性依存症の可能性が高いといわれていますが、もちろんチェックがついたからといって、ただちに診断がついて治療が必要ということではありません。

現在なにかに困っている、いわゆる「問題行動」が起きていなくても、自らの性的習慣や周囲との関係性を見直すきっかけとして使ってみてください。

人は「モノ」「行為」「関係性」に依存する

依存症は、その対象となるものによって大きく3つに分類されます。

① 物質依存

なんらかの精神作用物質を習慣的に体内に取り入れることで生じる依存症のことです。主に薬物やアルコール、処方薬やニコチン、カフェインなどに耽溺《たんでき》することを指します。

② 行為・プロセス依存

ある行為自体やそのプロセスに耽溺してしまう種類の依存症です。具体的には、ギャンブルやリストカット、抜毛癖（トリコチロマニア＝髪の毛や眉毛を抜く行為）などの自傷行為、さらに買い物やゲーム、万引きをやめられないクレプトマニア（窃盗症）も行為・プロセス依存にあたります。

たとえば不合理な万引きを繰り返す窃盗症者なら、そのモノ自体がほしいのではなく、そこに至るまでのリスクやスリル、高揚感や緊張と緩和のサイクルにハマっていくことをイメージするとわかりやすいと思います。まさに「窃盗のための窃盗」です。痴漢や盗撮などの性的な逸脱行動を繰り返す人も、このカテゴリーにあてはまります。

③ 関係依存

図1　依存の対象となるもの

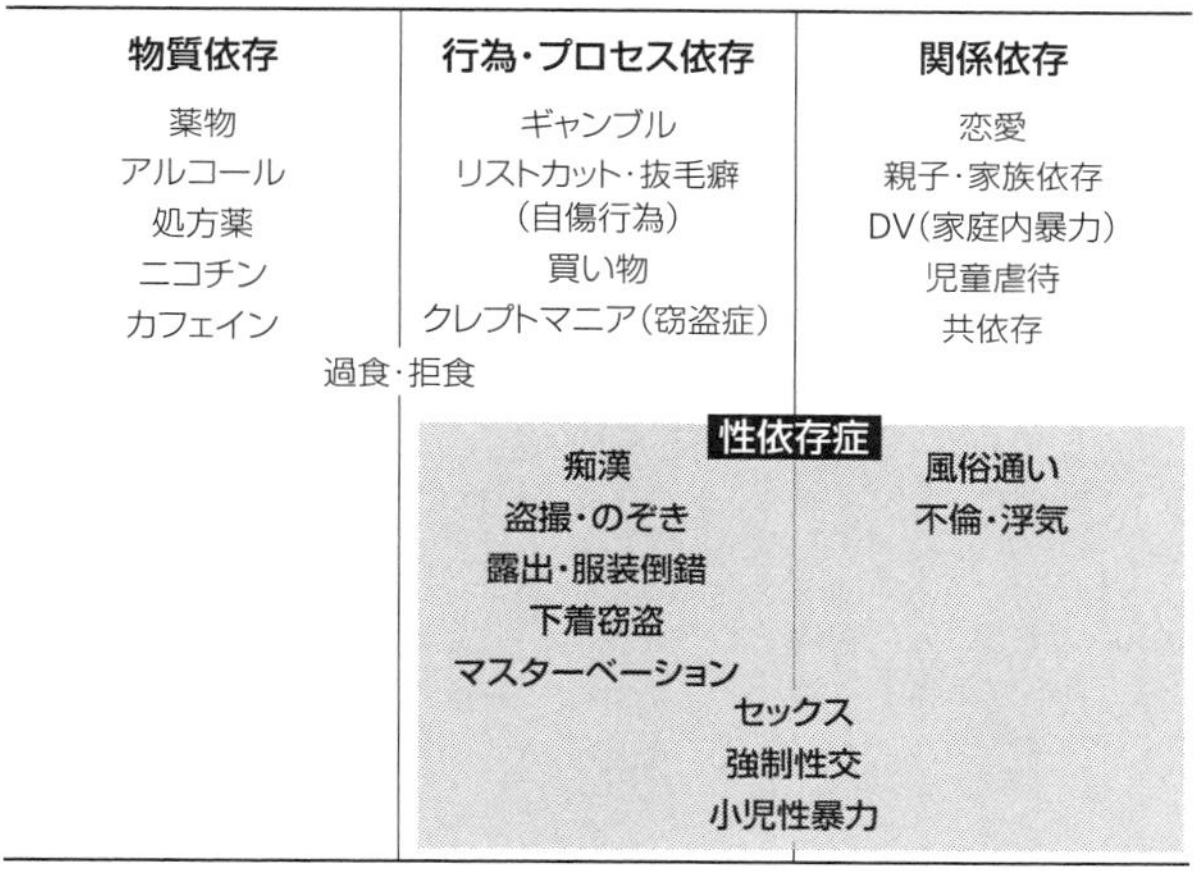

恋愛や、親と子の密着した関係に依存することです。ＤＶや児童虐待など家庭内における暴力の問題もはらんでいて、関係依存の背景にはＰ26で後述する「共依存」の問題が根っこにあります。

本書のテーマであるセックス依存症をはじめとする性依存症は、行為・プロセス依存と関係依存、両方の要素を持ち合わせています。

ここに挙げた依存症の問題はあくまで代表的なものばかりですし、時代とともに淘汰されていったり、また新しい依存症が生まれてきたり……というようなイメージを持っていただければと思います。

「セックス依存症」という病名は存在しない

現時点で臨床現場において、「セックス依存症」という診断名は存在しません。病院の診察室で医師が「あなたはセックス依存症ですね」と告げることはあっても、それは正確な診断名ではありません。

類似の診断名として「性嗜好障害」という病名があります。これは、性的満足を得るための手段が偏っていて、一般的な社会通念を逸脱した反復的・強迫的な性行動や衝動を指しています。必ずしも犯罪に至るわけではなく、性的ファンタジーや強迫的なマスターベーションにとらわれるケースもあります。そして、そのことで生活が破綻する人も多くいます。

性行為に耽溺するケースでいうと、とにかくセックスをしないと落ち着かない、生活に支障をきたしたり不利益を被ったりしてもなお、危険な性行為を繰り返してしまうことを指します。2017年に佐々木希さんがドラマ『雨が降ると君は優しい』（Hulu）で演じた女性はセックス依存症でしたが、作中での診断名は「性嗜好障害」でした。

そして近年、この分野では、ちょっとした大きな動きがありました。

2018年、WHO（世界保健機関）が定めたさまざまな精神疾患の分類であるIC

D（国際疾病分類）が約30年ぶりに改訂されたのですが、そのICD－11（第11回改訂版）ではいわゆるセックス依存症を「強迫的性行動症（Compulsive sexual behaviour disorder）」という精神疾患であると認定したのです。翻訳されて日本で適用されるにはまだ少し時間がかかりそうですが、それによって新たに「強迫的性行動症」という病名が加わることになります。

　強迫的性行動症の診断基準には、次のような6つの項目があります。

（1）強烈かつ反復的な性的衝動または渇望の抑制の失敗
（2）反復的な性行動が生活の中心となり、他の関心、活動、責任がおろそかになる
（3）性行動の反復を減らす努力がたびたび失敗に終わっている
（4）望ましくない結果が生じているにもかかわらず、またそこから満足が得られていないにもかかわらず、性行動を継続している
（5）この状態が、少なくとも6か月以上の期間にわたって継続している
（6）重大な苦悩、および個人、家族、社会、教育、職業、および他の重要な領域での機能に重大な問題が生じている

過剰なセックス、マスターベーション、ポルノ視聴、性風俗店の利用など、日常生活に大きな支障が出てもその行為をやめられない人は、この強迫的性行動症に該当すると考えられています。

しかし現時点では、WHOは強迫的性行動症そのものを「依存症」というカテゴリーに分類していません。いまだ研究の歴史が浅く、データ不足や議論が尽くされていないのが現状です。

合法と非合法、2つの性依存症

性依存症は、犯罪性のあるものとないもの、「非合法タイプ」と「合法タイプ」に分けられます。

犯罪性のある「非合法タイプ」はさらに痴漢や小児性愛障害（ペドフィリア）、強制性交などの「接触型」と、盗撮やのぞき、露出など、直接他人には触れない「非接触型」に分類されます。

犯罪性のない「合法タイプ」には、不倫や風俗通いがやめられない、自慰行為がやめら

図2　性依存症の概念の拡大（斎藤、2010年）

性依存症（行為・プロセス依存、関係依存）		
非合法タイプ （迷惑防止条例・強制わいせつなど）		合法タイプ
接触型	非接触型	
痴漢 小児性暴力 監禁（性的サディズム） 強制性交 快楽殺人 など	盗撮・のぞき 露出・服装倒錯 ストーキング フェティシズム 下着窃盗 など	風俗通い 不倫・浮気 サイバーセックス 服装倒錯 自慰行為 など

れない、サイバーセックス（インターネットを介して性的興奮を得る行為）に耽溺する、服装倒錯（下着窃盗などを伴わないもの）など、倫理的には問題があるとしても犯罪性のない行為が挙げられます。セックス依存症は、基本的にこの犯罪にならない合法タイプの性依存症を指します。

本書では、セックス依存症を広義での「性依存症」の一部と捉えて解説していきます。

セックス依存症は「性欲の問題」ではない

セックス依存症と聞くと、どんなときでもセックスのことを考えていて、セックスをしたくてたまらない、性欲が人一倍強い人がなる病気……そんなイメージを抱く人も多いかもしれません。

しかし、実はセックス依存症の本質は「性欲の問題」ではありません。実際はもっと複雑で、さまざまな複合的要因が絡み合った問題なのです。

なによりセックス依存症は、さまざまな損失を繰り返してもなお、この行為がやめられなくなります。

スキャンダルによって仕事や家庭、世間体や信頼関係を失う「社会的損失」や、不特定多数との性行為による性感染症やＨＩＶのリスク、女性ならば望まない妊娠や人工妊娠中絶などの「身体的損失」があります。また、風俗通いがやめられず借金を重ねてしまうような「経済的損失」も考えられるでしょう。

社会生活を送る上で多くの損失が発生しているのに、脳の報酬系と呼ばれる神経回路に機能不全が生じると、「やめたいと思っているのにやめられない」状態に陥ります。そこではアルコールや薬物など、物質依存と似たメカニズムが働いているといわれていますが、まだ科学的には明らかになっていません。

また、近年の京都大学の研究グループの報告では、行為・プロセス依存の背景にこの報酬系が形成する「条件付け」が関係しており、それを抑制する前頭前皮質の活動が弱まっているせいで行動の制御ができなくなるという仮説が発表されました。

この仮説の研究結果から、行為・プロセス依存では前頭前皮質の活動に依存する確率判断の障害が関連しており、社会的リスクの高い問題行動がどのような結果につながるかを認識できず、その結果、行動の抑制ができなくなると考えられると結論づけられました。

さらに、数々の損失と苦痛に加えて、強迫性や衝動性も依存症の大きな特徴です。「セックスをしないと落ち着かない」「一度自慰をしたいと思うと、せずにはいられない」など、自分の中で「スイッチ」が入ったら、その行為を達成しない限り落ち着かなくて仕方ないという状態です。

これだけでも、世間一般の人が抱く「セックス依存症」のイメージと実態には、かなりの乖離《かいり》があることがわかります。

無自覚に問題行動を手助けしてしまう「イネーブリング」

また、社会的、身体的、経済的な損失に対して当事者が病気であるという意識を持てず、無自覚な状態に陥るケースもあります。

とくに男性の場合、本人が強い権限や経済力を持っていると、周囲の人間が口止めや「尻拭い」をしてしまうため、本人が本来感じるべき痛みに無自覚のまま、問題行動を繰り返してしまうパターンが見受けられます。

依存症の世界では、問題のある人の症状を支えてしまう行動のことをイネーブリング(Enabling)、その支え手となる人をイネーブラー(Enabler)と呼びます。

典型的な例では、アルコール依存症の夫が泥酔してなんらかのトラブルを起こした際に、妻が本人に代わって頭を下げて問題をなかったことにすることで、ますます夫が自身のアルコール問題に気づくことができずに否認を強化するというケースがあります。そして妻は妻で、「この人はやっぱり私がいないとダメなんだ」という救世主的役割を担うことで、アルコール依存症の夫と共依存関係に陥っていきます。

またギャンブル依存症の家族では、当事者の借金を親が「私が払ってあげないと息子がかわいそう。世間体もあるし……」と肩代わりして、子どもは性懲りもなく再びギャンブルを続ける……というケースも数多く見られます。

当事者と援助者は共依存関係に陥りやすい

ここで、当事者の家族や援助者が陥りやすい「共依存」のパターンを3つ紹介しておきたいと思います。

①否定的エンメッシュ（否定的コントロール）

他人の世話を焼き、他人に頼られることで自分の存在を認めさせよう、それによって自分の安全も得ようとする態度のことをいいます。

②救世主願望（メサイアコンプレックス）

「困っている人を自分が助けたい」「人の役に立ちたい」という考え自体は否定されるものではありませんが、その背景に劣等感や自己肯定感の低さがあると、「満たされない自分を満たすために人を利用する」という関係性になります。つまり、自分の自己肯定感を高める道具として他者を利用するということになります。

③治療中断に対する恐怖心

当事者が自分（援助者）を見捨てて離れていってしまうことへの恐怖心から、伝えるべきことが伝えられず、間延びした関係性を続けてしまうことをいいます。本来、当事者が援助者から離れて自立していくことは「自分の力でなんとかやっていける目途がついた」というサインでもあるため、援助者自身の「見捨てられ不安」についても自覚的になる必要があります。

共依存のバリエーションは豊富で、援助者も気づかないうちにその関係性に酔ってしまうことがあります。

知らない間に当事者と共依存関係に陥り、「本人のため」と思ってしたことが実は自分自身の不安をケアするためで、本質的には当事者の自立のサポートにつながらない行為を繰り返している援助者のことを「プロフェッショナル・イネーブラー」といいます。こういう名刺は持ちたくないですが、案外気づいたらこのような膠着《こうちゃく》した二者関係に陥っている援助者は多く、だからこそ援助者自身の健康性や対人関係のパターンをチェックしておく必要があると思います。

依存症者が自身の問題と向き合い、適切な治療と回復につながるには、その問題や失ったものをきちんとオープンにして、勇気を持ってイネーブラーが支えている手を離し、関係者が足並みを揃えることが不可欠です。セックス依存症も他の依存症と同様、単に本人の問題行動だけに注目するのではなく、周囲に潜在するイネーブラーの存在も視野に入れて治療戦略を立てていく必要があるでしょう。

やがて、イネーブラーは家族会や自助グループに参加し、そこで仲間とつながって自身の回復に取り組むことで、当事者への対応や距離の取り方を学び、当事者の回復の伴走者となるキーパーソンに成長していくのです。

性依存症者を治療から遠ざける「男らしさ」の呪い

男性と女性では、セックス依存症の原因や傾向に違いがあります。

現在の日本において、男性に対してはいまだに「たくさんの女性と肉体関係を持っているほうが男らしい」という社会的バイアスが存在します。とくに男同士の絆や結びつきを重視するホモソーシャルな世界では、女性蔑視（ミソジニー）を介して絆を深めることが起こりやすいため、女性をモノとして扱い、ナンパした数や経験人数の多さを競うことで同性の仲間から認めてもらうという風潮もあります。つまり、自身の歪んだ承認欲求を満たすための道具として女性を使っているのです。

また、「男は性欲をコントロールできない生き物だ」という歪んだ価値観がいまだ信じられていることにも違和感を覚えます。これは、被害者が存在する性犯罪の場面でもしばしば見られます。たとえばある男性が痴漢で逮捕されたときに、「妻とはセックスレスだったため、性欲を持て余して痴漢行為に及んだのだ」と、性欲解消のために痴漢行為に至ったと考える人がいます。当然ながら、セックスレスと痴漢の間にはなんら相関関係はないものの、「抑えきれない性欲が暴走して、性犯罪を犯してしまった」というステレオタイプがいまだ根強く社会にはびこっている事実は明らかです。

私はこれまで2000人以上の性依存症者の治療に関わってきましたが、「性欲が強く、それが抑えきれなくて性犯罪に走った」という人はごくわずかです。

そもそも多くの男性は、性欲をちゃんとコントロールできます。「男は性欲をコントロールできない」という価値観は、冷静に考えると男性を侮辱するものです。性依存症の治療が必要な当事者であっても交番の前では痴漢はしませんし、友人との会話中、急に自慰行為をしたりはしません。それなのに、いまだその価値観が根強く残っているということは、それによって都合の悪い事実を隠蔽でき、周囲を思考停止に陥れられると学習している男性が多くいるからです。

著書『男が痴漢になる理由』（イースト・プレス）にも書きましたが、反復的な性的逸脱行動を性欲の問題にのみ矮小化して捉えてしまうと、問題の本質を見誤ります。

同調圧力ともいえるような「男らしさ」を強いる価値観が社会にはびこっているため、犯罪化しない限り、男性の性依存症の問題は臨床の場に出てこないのが現実です。

アルコール依存症の場合は、問題飲酒を続けていると身体がボロボロになるといった健康被害や、仕事の無断欠勤、離婚、飲酒運転、ケンカからの傷害事件などの社会的影響が表面化する可能性が高いのに対して、性の問題はデリケートな性質があるために、「自分にはなにかしらの問題がある」とわかっていながらも当人がなかなかオープンしにくく、治療に結びつかない現状があります。

性被害に遭った女性が自傷行為的にのめり込む

逆に女性のセックス依存症は、臨床の場ではよく見られます。とくに多いのは、性被害に遭った女性が「自分には価値がない」「こんな私は汚らしい」と自暴自棄になり、自傷行為的に不特定多数と性関係を持ってしまうパターンです。

性関係を持つとき、最初は相手からチヤホヤされたり、甘い言葉をかけられたりして大切にされているように感じますが、関係を繰り返しているうちに相手も慣れてきて、出会ったころのようにはいかなくなります。なかには相手が暴力的になり、再び性被害を受けることもあります。やがて「この人も私のことを見捨てるのではないか」と不安に陥り、さらに不特定多数の相手とその場限りの性関係を持って、深く傷ついていきます。

また女性の場合、覚醒剤や処方薬（ベンゾジアゼピン系の抗不安薬や睡眠薬など）の依存症と密接にリンクしているケースも多いです。

もちろん性被害などのトラウマが原因のセックス依存症は、男性にも見られます。

私も監修で関わっている漫画『セックス依存症になりました。』（集英社）の作者・津島隆太さんは、子ども時代に父親から性的虐待を受けたことから性に対する認識が歪み、彼自身もセックス依存症で悩んだ経験を作品にしています。男性の性被害も予想以上に多く、性被害のトラウマは男女問わず、性に関する認識を歪めたり安定した対人関係の構築を困難にさせるため、その後遺症は非常に深刻です。

性的嫌悪があってもセックス依存症に陥る

セックス依存症の人は「セックスや性的なことが好きで好きで仕方ない」というイメー

ジがありますが、性的なことを嫌悪している人でも陥る可能性はあります。

先述した津島さんも、幼いころ父親からの性的虐待に遭い、性的嫌悪を抱えていました。漫画にもあるように、津島さんは父親からお風呂場でフェラチオやマスターベーションを強要されていましたが、家庭内では性に関する話題は一切禁止。家族で食事をしている際にテレビでラブシーンが流れるとチャンネルを替えられるほど、性に関することはまるで汚いものとして扱われ、管理が厳格な家庭環境だったそうです。

このようにセックス依存症の人のなかには、育った家庭で性に対する過剰な嫌悪感の植えつけや、「汚いもの」「恥ずかしいもの」という刷り込みをされたまま大人になった人も少なくありません。

また、私がこれまで関わってきた、盗撮や痴漢などの性犯罪を繰り返している性依存症者のなかにも、性的嫌悪を抱えている人が多くいました。「事件を起こすほど性欲が溜まってるなら、風俗に行けばいいじゃないか」と思う人がいるかもしれませんが、仮に彼らにそのように伝えると、「ありえない。だって風俗って汚いじゃないですか」と返ってくるのです。ここでいう汚いとは「衛生的じゃない」ということではなく、「穢《けが》らわしい」という意味です。

セックス依存症の人は決して「セックスが好きで仕方ない」わけではなく、心の奥底には性的嫌悪を抱え、それを内面化しながらも、一方で強迫的な性行動がやめられず耽溺しているのです。

行為・プロセス依存に共通する7つの特徴

性依存症をはじめとする「行為・プロセス依存」には、7つの特徴があります。ひとつずつその概要を見ていきましょう。

① 反復性

これはいわゆる「繰り返す」という依存症の大きな特徴です。万引きや薬物、アルコールなどすべての依存症に共通しますが、依存症を抱えていない人から見ると「なぜそんな危険な性行動を繰り返すのだろう」と不思議に感じられる特徴でもあります。

② 衝動性

セックス依存症の人は「スイッチ」が入ってしまうと、なにがなんでもセックスするのだという思いに突き動かされて、自分を止められず、衝動制御ができなくなります。性行為が終わるまで、マスターベーションを終えるまで、など衝動性のスイッチが切れるところまで、その行為をやりきらないと収まらない状態です。

③ 強迫性

一度、性的な行動にとらわれてしまうと、自分がしたいかしたくないかにかかわらず、「それをしないと、とにかく一日が終わらない」と考えるようになります。終業時刻が近づくと「今夜は誰とセックスするか」ということしか考えられなくなって、業務がまったく手につかないと訴える患者さんもいます。

④ 貪欲性

貪欲とは、そもそも自分が欲するものに執着し、飽きることを知らないという意味です。ここでは、貪るように性的な行動を求めることを指します。ナンパや出会い系、ときに浮気など、どのような手段を使っても性行為をしたいと考え、飽きることを知らず貪るようにセックスをする状態です。

⑤ 有害性

本人にとっても周囲にとっても、不本意なセックスは良くないこと、有害なものだと頭ではわかっていても、どうしてもやってしまうことです。たとえ犯罪にならないとはいえ、不特定多数とのセックスは性感染症の恐れもありますし、女性の場合だと妊娠や中絶のリスクもあります。また、恋人がいるにもかかわらず他の相手とセックスをしてしまい周囲も自分も傷つける結果になる、相手が避妊を望んでいるにもかかわらず避妊せずにセックスを繰り返す、ということも有害性にあたります。この有害性を頭では理解しながらも、それでもやめられないのです。

⑥ 自我親和性

その行動が自我、つまり自分の心と親和的であることを指します。本人は「やめたい」と思っているし、周りから見ても痛々しく映るのに、それでもなお問題行動を繰り返してしまうのは、そこに「メリット」があるからです。セックス依存症の人に話を聞くと、「セックスしているときだけは、自分が大切にされている感覚がある」とよく言います。この一時的な安心感というメリットがあるから、セックスへの耽溺をやめられなくなるのです。これについては、P109でより詳しく後述します。

⑦ 行為のエスカレーション

これはある問題行動を繰り返していくうちに、量が増えたり頻度が上がったり、やり方や手法が大胆になっていくことです。アルコール依存症なら酒量が増える、薬物なら1週間に一度だった摂取が3日に一度、毎日……と頻度が上がっていくなどです。

セックス依存症の場合、ノーマルなセックスに飽き足らず、ハードなSMなど肉体的に負担のかかるプレイにのめり込むようになる、ということもあります。

人間は繰り返す行動には慣れていくものです。最初は刺激的だと感じても、同じ行為を繰り返していくうちにやがて刺激を感じなくなります。その際、脳からは快楽物質であるドーパミンが分泌されますが、ドーパミンへの耐性がさらにドーパミンを求めて行為をエスカレートさせていくということは、よく知られています。

さらに依存症者のなかには、行為がエスカレートして、最終的には周囲に明らかにバレるような形にまで発展してしまうこともあります。それについては、第2章でも詳しく説明します。

苦痛や孤独を一時的にやわらげてくれる「負の強化」

人はなぜ依存症になるのでしょうか。

「気持ちいい」という快楽を求めてハマっていくのでしょうか。

実は依存症には、心の痛みや不安、緊張感を一時的に遠ざけて、まるで鎮痛剤のように苦痛を緩和してくれる効果があるのです。

これはエドワード・J・カンツィアン博士が提唱した「自己治療仮説」という学説に詳しいのですが、依存症の人は、無意識のうちに自分が抱える困難や苦痛を一時的に緩和するのに役立つ物質を選択し、繰り返し使用していくうちにやがて依存症に陥ります。ここでいう苦痛とは、生きづらさやトラウマなどの過去の記憶のことです。どうしてもしらふのままでは、痛みを抱えながら日常を生きていくことができない。そんなときに薬物やアルコールで一時的に苦痛を紛らせることは、一般の人でもイメージしやすいと思います。

自己治療仮説は、アルコールや薬物の物質依存だけではなく、セックス依存症にも十分あてはめていくことができる理論だと考えています。

薬物を繰り返し使うようにセックスをすることで、自分が抱えている心の痛みや不安を一時的に棚上げできる。そしてそれがなぜやめられなくなっていくのかというと、一時的とはいえ痛みを棚上げすることで「生き延びることができる」からです。それは依存症者の巧みなサバイバル戦略ともいえるでしょう。

しかし、やがてセックスが終わりしらふに戻ると、本来抱えていた痛みが明確になり、ときにはより大きな痛みが襲ってくる。結局は誰かの助けを借りながら、セックスに耽溺していない状態（これを「性的しらふ」と呼びますが、詳細は後述します）で自分自身の心の痛みに向き合っていかなくてはならないのです。

ただし、この自己治療仮説は、薬物やアルコールなど自分の健康を害する依存症問題には適用されますが、痴漢や盗撮、万引きなどの加害行為にはいまだ適用されにくい性質を持っています。痴漢をすることで、自分の心の中にある痛みを一時的に緩和したり、優越感を得ることで自分の問題を棚上げしているということは、たとえ事実としてあったとしても、それを聞いた被害者がどう感じるのかも加害者臨床では取り入れて考えていかなければならないからです。

ちなみに、人がその物質や行為から得られる高揚感や快楽にハマることを「正の強化」といいます。これまで依存症は、脳の報酬系に作用する「正の強化」が主な原因とされていました。それに対して、心理的な苦痛や不安を一時的に緩和してくれることを「負の強化」といいます。実は、人間は「正の強化」よりも「負の強化」のほうがハマりやすいのです。

覚醒剤やアルコールは、それがどんなに気持ちよくても回数や量に限界があります。快楽を追い求める正の強化に限界がある一方で、負の強化にはそれがありません。つらかった記憶や心理的苦痛が、すべてなくなることはないからです。負の強化こそ、依存症の本質といってもよいでしょう。

真の欲求や渇望の代替行為としてのセックス

依存症に共通している特徴として、「すり替え充足」と「充足パラドックス」という概念があります。

すり替え充足について、さいとうクリニックの斎藤学《さとる》理事長は「真の欲求や渇望をすぐ手に入る『ありあわせのもの』で間に合わせること」であると述べています。

たとえば、本来は大切な人からの関心や注目、愛がほしいのに、それが満たされないためにアルコールや薬物、カフェイン、ギャンブル、買い物、窃盗などの代替行為で間に合わせていきます。しかしそれでは本質的に満たされず、また問題行動を繰り返してしまう。

この特徴は物質依存や行為・プロセス依存だけでなく、恋愛関係や共依存などの関係依存でもあらわれます。

一方、充足パラドックスは、アルコールの場合、飲めば満たされると思って「これが最後の一杯」と飲み始めたら、その酒が呼び水となって逆にもっともっとほしくなってしまう状態です。セックス依存症でいうと、マスターベーションで紛らわせようと思ったら、それが引き金になって手当たり次第にセックスをしたくなったという状態を指しています。

行為・プロセス依存の代表格であるギャンブル依存症だとどうなるでしょうか。

もともとギャンブルとは「勝ちたい」という欲求に基づいて行われる行為です。当初は一回の勝ちによって欲求は充足されますが、ギャンブルを繰り返しているうちに一回の成功体験では欲求が充足されず、さらなる勝ちを求めて、得たお金を次のギャンブルに投入することになってしまいます。

また、負けた場合は不快な感情が生まれ、それを埋め合わせるために次のギャンブルにのめり込むという悪循環のパターンに陥っていくのです。この充足パラドックスに陥ると、ギャンブルの勝ち負けには関係なく損失を繰り返すようになります。

第2章 危険なセックスをやめられない人たち
——実例から背景を読み解く

ここまではセックス依存症の概要を述べてきました。第2章では、私がこれまで見てきたさまざまな性依存症の人たちの実例を紹介しながら、「セックスをやめたくてもやめられない」という状況に陥る背景について探っていきたいと思います。

実例① 強引な性行為に及んでしまう ～認知の歪みと承認欲求～

40代男性・Aさんのケース

一部上場企業の営業職として勤務するAさんは、仕事でストレスが溜まるたび、繁華街で女性を手当たり次第ナンパしてセックスに及んでいた。ときに酔っぱらった勢いで、強引に女性をホテルに連れ込むこともあったという。

そしてついにある女性から被害届が出され、Aさんは逮捕された。強制性交等罪で起訴され、初犯だが実刑判決を受けることとなった。

警察署でAさんは強引な性行為に及んだときの様子を振り返り、「女性を押し倒したときの『もう逃げられない』という顔面蒼白になった表情を見ると、なぜか幼いころに母親

> が自分を殴り続けたときの表情とリンクするんです。自分を虐待していた母親はとても憎い。でも本当は母親から愛されて、受け入れられたかった」と語った。

これは不特定多数の性関係から性犯罪に至った例です。とくに男性の場合、反復する性的逸脱行動が犯罪化してはじめて、臨床の場にあらわれることも少なくありません。もちろん「性依存症だからレイプに及んだ」と言えるはずもなく、彼が犯した罪への責任は問われなくてはなりません。いうまでもなくレイプや痴漢、盗撮など犯罪性のある性依存症の治療は、あくまで依存症当事者の更生と加害行為の克服にあります。

性依存症に限らず、依存症者の生い立ちを聞くと多くの場合、崩壊家庭や、両親から無条件に受け入れられた経験の欠如、いわゆる機能不全家族の問題にたどり着きます。もちろん機能不全家族で育ったすべての人が依存症になるわけではありませんし、歪んだ承認欲求を持っているわけではありませんが、幼少期に十分な愛情を受けられなかった結果、「受け入れられたい」という承認欲求を歪んだ形で内面化していることは特徴的です。

この「承認欲求」は、さまざまな依存症を理解する上でとても重要なキーワードになります。

　たとえば窃触症者（痴漢）のなかには、相手の同意を得ずに触ることで自らの承認欲求を満たしている人もいます。痴漢に触られた被害者は恐怖のあまりに声を上げられなかっただけなのに、痴漢の頭の中では「この人は自分が触ったから気持ちよくなったんだ」「なにも抵抗しないということは、自分は受け入れてもらえたんだ」と誤変換されています。これを「認知の歪み」と呼び、私は認知の歪みを「問題行動を継続するための本人にとって都合の良い認知の枠組み」と定義しています。

　またクレプトマニア（窃盗症）のなかにも、同じように歪んだ承認欲求を抱えている人がいます。これは、いわゆる機能不全家族で育った女性患者の例なのですが、万引きが発覚して捕まった際に、両親も警察に呼び出されました。警察に頭を下げている親の姿を見た際に、「自分の代わりに警察によって親を罰してもらっている。物を盗むことで、これまで親からもらえなかった愛情を取り戻せた気分になった」と話していました。親を困らせることで、もっと自分に関心を持ってもらいたい、受け入れてもらいたいという思いに気づいてしまったのです。女性はこの後、何度も万引きを繰り返します。

　さらにクレプトマニアのなかには、保安員（いわゆるＧメン）に対しても「本当は彼らは、自分が万引きしていることに気づいている。でも自分のことは特別扱いしてくれているので、今回は見逃してくれたんだ」と語っていた人もいます。これは誰が聞いてもなんとも不可解なロジックですが、本人のなかでは至って当たり前のことになっているので、その異常さに気づいていません。

似たような認知の歪みは、盗撮を繰り返す性依存症者の口からもよく出ます。「自分が盗撮している行為を被害者は知っているのに、あえてなにも言わず見過ごしてくれているんだ」と実に都合よく捉えているわけです。

少し話がそれますが、薬物依存症者には職場での評価が高い人もいます。というのも、彼らにとって仕事とは、違法薬物を得るための資金調達手段であることに加え、手っ取り早く承認欲求を満たせるものだからです。

薬物依存症者のなかには、過酷な成育歴により、他人から認められた体験があまりないまま大人になった人が大勢います。そんな彼らにとって、違法薬物を摂取して徹夜で仕事をした結果、上司に褒められる……そんな経験は承認欲求が満たされるこの上ない刺激になります。依存症者は怠け者のような世間のイメージもいまだ根強くあるため、「仕事で成果を出して評価されている自分は薬物依存症ではない」と自分自身を都合よく正当化できます。そういった意味では、承認欲求は違法薬物以上の「精神作用物質」ともいえるでしょう。

痴漢、万引き、盗撮、薬物……依存する対象は違えども、いずれも根っこには歪んだ承認欲求が横たわっています。

依存症者でなくても、人は誰しも承認欲求を抱えて生きているものです。しかし承認欲求の満たし方がねじれ、ときに他者を傷つける結果になってしまうことが、依存症の根本的な問題なのです。

実例② 不特定多数とのセックスがやめられない ～過去の性被害と依存症～

20代女性・Bさんのケース

都内の百貨店で販売員として働くBさんには、いまだ癒えない心の傷がある。義父から受けた性的虐待の経験だ。

彼女はシングルマザー家庭で育った。中学生のころに看護師の母親が再婚し、義理の父親と暮らすようになった。しかしその後、Bさんは酒に酔った義父からレイプされてしまったのだ。当時、母親は夜勤で不在だった。

事件後、何度も母親に相談しようとしたが言い出せず、義父の性的虐待は高校卒業まで続いた。やがて周囲の男性に対しても不信感を抱くようになっていったという。

Bさんは高校卒業後、義父から離れたい一心で地元を離れて上京。就職してひとり暮らしを始め、すぐに職場の先輩の紹介で年上の恋人ができた。彼には性被害の経験は打ち明けなかったが、はじめてのセックスはとても優しいもので、Bさんは「大切にされている」と感じた。

しかしほどなくして、恋人の浮気がきっかけで交際は終了。Bさんは新たな恋人を探そうとマッチングアプリに登録した。デート相手は面白いように見つかり、なかにはその日のうちに刹那的に肉体関係に至る人もいた。「セックスしているときは自分のことを愛してもらえている」と感じたという。やがて多い日には、1日3人もの男性とマッチングアプリ経由でセックスをするようになっていった。

彼女の経験人数はもうすぐ300人を超えようとしているが、セックスをしても心は満たされないどころか、終わった後はとてつもない空虚感と罪悪感が残る。

また性行為の後にシャワーを浴びていた際、財布から現金を抜き取られるなどの金銭トラブルにも遭った。さらに先日は性器に痛みを感じ、急いで医者に駆け込むと性感染症と診断されてしまった。

セックス依存症の女性には、家庭内の性的虐待や性犯罪被害など、過去の被害体験が大きく影響しているケースが見られます。

私が臨床現場で関わってきた方のなかにも、過去に実父や義父、兄弟や親戚などからの性的虐待に遭ったことのある女性は少なくありません。聞くに堪えないような虐待をされて育ったせいで自己評価が極端に低下してしまい、セックスの最中に相手に抱きしめられて優しくされると、そのときだけ「自分が必要とされている」と錯覚してしまいます。そうして、好きでもない相手とであっても、性行為そのものにのめり込んでしまうのです。

ただ、P38でも述べたように、セックスをすることで自分が抱えている心の痛みや不安を一時的に棚上げすることは、「性的トラウマの自己治療」ともいえます。そしてセックス依存症で悩む女性のなかには、それが影響して結果的に風俗店で働くようになるケースも少なくありません。

Bさんは20代と比較的若いものの、セックス依存症に苦しむ女性は10代から60代と幅広い年代に見られます。また過去の性被害のトラウマが原因で、セックス依存症以外にもリストカットや摂食障害、アルコールや薬物依存症など、さまざまな症状が併発することも珍しくありません（クロスアディクションといいます）。そして女性の場合、望まない妊娠や中絶など身体的なリスクもあります。

もちろん性被害が背景にあるセックス依存症者は、男性にも見られます。第1章で紹介したとおり、『セックス依存症になりました。』（集英社）の作者・津島隆太さんは、父親からひどい性的虐待を受けたことを作中で明かしています。私が実際に受け持った患者さんのなかにも、小学生のころに母親からこたつの中で性器を繰り返し弄《もてあそ》ばれる性被害を経験したという人がいました。過去の性暴力被害が性依存症発症のリスク要因になることは、男女問わず起こりうるのです。

実例③ 風俗通いで借金を重ねる ～嘘と依存症～

20代男性・Cさんのケース

20代後半のCさんは、とある飲食チェーンの店長を任されていた。店は繁盛していたものの、ランチ営業がある平日は午前11時から深夜2時まで働き、休みは週1日だけという典型的なブラック企業だ。友人ともなかなか会えず疎遠になり、長年つき合っていた恋人もＣさんのもとを去っていった。

過重労働と深い孤独のなか、彼の唯一のストレス解消法は給料日に通うソープランド。どんなに疲れていても、ソープ嬢たちはＣさんに優しく接し、多少横柄な態度を取ってもイヤな顔ひとつしない。Ｃさんは、性欲を解消すると同時に女性たちを支配するような感覚と高揚感を得るようになった。

最初は月１回だったソープ通いもすぐに物足りなくなり、次第に月３回、週１回と増えていった。そしてソープだけでなく、ピンサロやイメクラなど一晩に何軒も風俗店をハシゴするようになっていった。

当然、経済的にも逼迫《ひっぱく》し、ついに彼は消費者金融に手を出してしまった。その額は４００万円にも膨れ上がり、田舎の両親に「会社を辞めて新しく事業を立ち上げる」と嘘をついて幾度も金を借り、消費者金融への返済に充てるようになった。

しかしＣさんの度重なる金の無心を不審に思った父親が彼を問い詰め、性依存症の治療を行っているクリニックへ相談に行くことになった。

借金をしてでも風俗通いがやめられなくなるというのも、性依存症のよくあるパターンです。

「性欲の解消」のための風俗通い。しかしその裏にあるのは、「風俗嬢に優しくされたい」「受け入れてもらいたい」という承認欲求や、ブラックな職場で働き続けるためのストレス対処行動としての側面などさまざまです。

Cさんは風俗にハマった挙げ句、親に嘘をついてまで借金をしてしまいますが、ここで注目すべきは、依存症と嘘の密接な関係です。

依存症者のなかにはとても嘘がうまい人がいます。私がこれまで関わってきた患者さんでも、診察室では非常に饒舌《じょうぜつ》で、必要がないときまで嘘をついてしまう人がいました。コメンテーターとしてテレビに出演できるのではないのか、というくらい弁が立つのですが、そういう人のなかには「学生時代は口下手でおとなしい性格だった」と語る人も少なくありません。

なぜ彼らは嘘をつくのでしょうか。

あるとき、60代になるクレプトマニア（窃盗症）の母親を支える30代の女性がこんなことを言っていました。

「幼いころ、母は私の憧れでした。キレイで優しくて、料理や掃除、家のことを完璧にこなすし、ピアノもうまい。理想のお母さんでした。でも私が物心ついたころ、母は父との結婚生活が破綻しかかっているストレスから万引きをするようになりました。やがて母は普段の生活でも平気で嘘をつくようになっていきました。私が子どものころ母は『嘘つきは泥棒のはじまり』と言っていたけど、そうじゃないと気づいた。『泥棒は嘘つきのはじまり』が真実なんです」

「泥棒は嘘つきのはじまり」とは、かなり核心をついた言葉です。

依存症者が再発するたびに、周囲は「意志が弱い」「だらしない」「根性がない」「また裏切られた」「本当にやめようと思っているのか？」「反省が足りない」などと責め立てます。

もちろんこれらの言葉を投げかけたくなる気持ちはわかるのですが、本人も頭では善悪の区別ができていて、「やってはいけないことだ」と十分にわかっています。それでもなお「やめたくてもやめられない」状態に陥るため、正論を言われれば言われるほど自責の念は強化され、恥の意識は強くなり、追い込まれていきます。その結果、自分の葛藤を周囲に打ち明けられず、嘘を重ねていくのです。

たとえば薬物依存症者なら、なんとしてでも薬を手に入れたいがために嘘をつき、周りから疑われた際にもなんとか嘘で切り抜けます。もちろん、再使用がバレたら警察に逮捕されるリスクもあります。嘘をつくのは、いわば彼らの処世術やサバイバルスキルなのです。しかも嘘に嘘を重ね、問題行動を繰り返すと次第に嘘も洗練されていくので、なおさら周りの人もたやすく騙されてしまいます。

つまり依存症者は、最初から嘘つきだったわけでなく、周囲との関係性のなかで嘘つきになっていくのです。「嘘つき」として生まれてくる人は誰ひとりとしていません。

先ほどの女性の母親の場合、嘘つきだから泥棒になったわけでなく、万引きを繰り返していくうちに嘘が必要になったというわけです。Cさんの場合も、風俗通いから性依存症になったことで両親に対して巧妙に嘘をつくようになりました。

治療者も騙されたギャンブル依存症者の嘘

ちなみに、私は今までの経験から、あらゆる依存症のなかで最も嘘がうまいのはギャンブル依存症の人だと思っています。これは臨床現場でもなかなか見破れません。

私が過去に担当していたギャンブル依存症の男性の例を挙げます。パチンコやスロットをやり続けた結果、当時20代後半だった彼には、初診時に５００万円ほどの借金がありました。それまで何度も親に泣きついて、両親もその尻拭いをしてきたといいます。その影響は親戚にまで及んでいました。

治療を開始した後も失踪したり、実家からお金を盗むなど、業界用語でいうところの「処遇困難例」でした。しかし、治療を始めて半年後には自助グループ（ＧＡ：ギャンブラーズ・アノニマス）にも通うようになり、しばらくギャンブルのない生活を送るようになったのです。

通院して1年ほどたったある日、彼の父親が亡くなりました。死因は、くも膜下出血。息子のギャンブルや借金問題による度重なるストレスが原因だったといいます。親戚からも嘘をついて多額の借金をしていたため、父親も肩身の狭い思いをしていたのでしょう。

そのとき、息子である彼は「僕のせいでお父さんが死にました。ケジメとして告別式だけは出させてください」と我々に申し出てきたのです。過去には「親不孝息子」として借金を重ねてきた彼のこの言葉を聞いて、スタッフはみな「ここまで回復してくれたんだ」と思ったほどでした。

そして告別式当日、彼は母親に申し出て受付係を担当しました。弔問客のなかには、

「お前のせいでお父さんが亡くなったんだ」と目の前で罵倒する人もいたそうですが、表情ひとつ変えずテキパキと受付を仕切り、喪主である母親をサポートしていたといいます。

しかし告別式が終わり、安堵した母親が息子の名前を呼んだものの返事がありません。すでに彼の姿はなく、彼が管理していたはずの香典がごっそり消えていたのです。母親は「やられた！」と思いました。持ち逃げです。結局彼は、実家から数キロ離れたパチンコ店で発見されました。

彼はどうしてもパチンコをやりたかった。そのためには周囲に嘘をついて告別式に参列し、香典を盗むほどまでに手段を選ばなかったのです。父親の死までギャンブルをやる理由にしてしまう恐ろしい病気、それが依存症です。

後日、私もその話を母親から聞き、「狂っている」と思うと同時に、脳が完全にギャンブルにハイジャックされているなと感じました。結局、彼は治療も中断してしまいましたが、振り返ってみると、周囲は一見前向きな話に見事に騙されました。依存症は、親や配偶者、友人だけでなく、治療者すらも酔わせる病です。これが、依存症は「不可解で強力で巧妙なもの」といわれる所以《ゆえん》でもあります。

生まれたときから嘘つきの人はいません。嘘は学習された行動です。ここで見た依存症者も、「なぜここまで嘘をつかざるをえないパーソナリティになったのか」を考えると、それまでの関わってきた人間関係にたどり着きます。聞いているだけで非常に腹立たしく、病的なエピソードですが、「なぜそこまで繰り返す必要があったのか」というところまで掘り下げていくと、依存症の本質が見えてくるかもしれません。

これは後ほど第3章で詳しく述べますが、依存症のプログラムで一番大事にするのは「正直になること」です。問題行動をしてしまったら、「リラプス（再発）してしまいました」と正直にカミングアウトする。もしもやりたくなってしまったら「今、実はすごくやりたいという気持ちが出てきてます。どう乗り切ったらいいでしょうか」と相談する。

依存症になるプロセスで嘘をつく習慣が身についてしまうのであれば、正直に自らを語れるようになることこそ、回復への道のりで最も大切なことであるともいえます。

実例④ クリニックの外で性行為に及ぶ　～空虚感に耐えられない～

20代女性・Dさんのケース

Dさんは、度重なる周囲とのトラブルやアクティングアウト（深刻な行動化）から境界性パーソナリティ障害と診断され、定期的に通院していた。

　これはある日、Dさんの診察日のこと。その日は来院する患者も多く、待ち時間が1時間近くに及んでいた。長い待ち時間の末、ようやくDさんの順番になり、受付で何度名前が呼ばれても彼女の姿はない。慌てたスタッフがクリニック内外を探し回ったところ、クリニックと隣のビルとの間でDさんが発見された。そこでなんとDさんは白昼堂々、男性と半裸で性行為に及んでいたのだ。

　担当医が話を聞いたところ、「あまりに待ち時間が長すぎて空虚感に耐えられず、元恋人を呼び出してしまった」と語ったという。


　読者のみなさんには、にわかに信じがたい話だと思いますが、これは私がクリニックで立ち会った実話です。

　境界性パーソナリティ障害の特徴として、不安定な対人様式、見捨てられることへの不安、一過性の妄想や解離、怒りの制御困難、空虚感、感情不安定、自殺傾向と自傷、衝動行為（浪費・性行為・物質乱用・無茶食いなど）、自己像の不安定さなどが挙げられます。

　Dさんは衝動の制御が難しいタイプで、特定の条件が揃うと強迫的性行動のスイッチが入ってしまいます。

診察を受けるまでの待ち時間、Dさんはなにもすることがなく、次第にソワソワして落ちつかなくなってしまったといいます。これは薬物依存症の人が離脱期に経験する、極度の不安感、焦燥感からいても立ってもいられなくなる様子とよく似ています。

彼女のなかで「とにかく誰かとセックスしていたい」という渇望がこみ上げてくると、もうどうしようもなくなります。空虚な時間が耐えられず、セックスで埋め合わせてしまったのです。この衝動性や強迫性は、第1章で挙げた行為・プロセス依存の特徴にもあてはまります。

ちなみに彼女はこれだけではなく、別の日には処方箋をもらうまでの待ち時間に別の男性患者に声をかけて、クリニックの男性用トイレで性行為に及びました。このような問題行動は、公然わいせつ罪に問われるだけではなく、他の患者さんにも悪影響を及ぼすため、とうとう彼女はクリニックを出入り禁止となってしまいました。

実例⑤　強迫的な自慰行為にのめり込む　～童貞・処女の性依存症～

30代男性・Eさんのケース

新しい職場や出張先、商業施設や映画館などはじめて訪れる場所で、まずEさんがすることがある。それは、トイレの場所を確認することだ。

およそ5年前から過度なマスターベーションに耽るようになったEさんは、一度「自慰スイッチ」が入ると、マスターベーションをするためにトイレの個室にこもってしまうのだという。それは自宅だろうが、職場だろうが、時間や場所は一切問わない。

トイレでマスターベーションに夢中になっていると、時間があっという間にたってしまい、同僚に不審がられることも少なくない。当然業務にも影響が出て、ミスを連発してしまう。上司から良い印象を持たれていないことも自覚している。

また休日には、1日に8回以上もの自慰行為に及ぶこともある。摩擦と過度な刺激から陰茎がただれて、出血してしまうこともしばしばだ。5回目以降は射精の感覚はあっても精液はほとんど出ない。それでもさらにローションをつけてマスターベーションに及んでしまうなど、強迫的な自慰行為がやめられないことに危機感を抱き、自らクリニックの門を叩いた。

　性依存症は、セックスへの耽溺だけに限りません。１日に何度もマスターベーションを常習的に行ってしまうというものもあります。

　後述する自助グループ（ＳＡ・ＳＣＡ）では、マスターベーションを「自分とのセックス」と呼んでいます。男性は性的欲求を射精で発散するので、マスターベーションをすること自体はごく自然な行為だという見方もあります。

　２０１８年、コンドームメーカーの相模ゴム工業が全国の20代から60代の男女、１万４１００人を対象に行った調査では、「（セックス経験有無問わず）あなたはこの１ヶ月で何回マスターベーションしましたか？」という問いに対して、男性では20代が11・４回、30代が９・３回、40代が７・４回、50代が５・０回、60代が２・７回という結果でした。20代でも３日に１回という頻度になるため、Ｅさんの「１日８回」という数字がいかに多いかがわかります（相模ゴム工業株式会社「ニッポンのセックス２０１８年版」）。

　また、問題なのは回数だけではありません。

　Ｅさんはむしゃくしゃしたり、職場でミスをして落ち込んだときにもマスターベーションをすることがしばしばあるといいます。性依存症者たちは、必ずしも常にアダルトビデオによって性的刺激を受けるなどの「即物的な性欲」からマスターベーションをしているわけではありません。彼らは精神的に落ち込んだり、むしゃくしゃしたり、ストレスを感じたときにマスターベーションをすると、それまでの気分が一時的にスッキリと晴れて解放されたと揃って口にします。行き場のない自己否定的な感情をマスターベーションで一時的に紛らわせていた、ということです。

しかしマスターベーションをした後には、決まって「またやってしまった」「仕事よりも自慰行為を優先してしまった」などと罪悪感に苛《さいな》まれ、なおさら落ち込み、その気分を解消するためにさらにマスターベーションをする……という負のループにハマっていくのです。

もちろんストレスへの対処行動（コーピング）の手段としてのマスターベーションは、性依存症者だけに見られることではありません。男女問わず、心当たりがある読者もいるかと思います。しかし性依存症者には、コーピングの手段が極端に少ない人も多く、過度なマスターベーションが性的逸脱行動のトリガー（引き金）となり、痴漢などの問題行動への渇望感（クレイビング）を誘発することは、すでに『男が痴漢になる理由』（イースト・プレス）でも論じています。

Eさんのエピソードからも、快感ではなく自己否定的な感情を一時的に遠ざけるために行う「負の強化」こそ依存症の本質であることがよくわかります。マスターベーションがやめられないタイプの性依存症には、性交渉の経験がなくても陥るため、しばしば童貞や処女の人にも見られます。

実例⑥　過激なSMで露出、流血　～SOSとしての問題行動～

30代男性・Fさんのケース

介護老人保健施設で働く介護職員のFさんは、幼少期から教師の両親に厳しく育てられてきた。進学を機に上京し、真面目にコツコツ勉強して成績は優秀。しかし子どものころからコミュニケーションが不得意だったFさんは、職場でもスタッフや利用者との食い違いのために、しばしばトラブルを起こしていた。また女性との会話も苦手で、恋愛もほとんどしたことがなかった。

そんなストレス過多の生活のなかで、Fさんはインターネットで SMの世界を目にする。日常と切り離された淫靡《いんび》な世界観に魅せられたFさんが、実際にSMクラブに通うようになるまで時間はかからなかった。女王様に罵倒され、調教されるたびになんともいえない恍惚《こうこつ》感に浸った。最初は自分の新たな性癖に戸惑ったが、職場でクレームを言われている自分とは違う、もうひとりの自分を得られたような感覚もあった。

最初は縄による緊縛プレイがメインだったが、やがてSM愛好者が集う掲示板も利用するようになり、激しいスパンキング、露出……と行為はエスカレートしていった。

そしてある日、掲示板で知り合った女性との性行為中に流血プレイに及んだ。カッターで右上腕部を切りつけられて出血が止まらず、夜間救急に駆け込み、病院で縫合してもらったという。いまだにFさんの右腕には、そのときの傷が深く残っている。

行為のエスカレーションも依存症の特徴です。Fさんの例は、ノーマルなセックスに飽き足らず、プレイが過激化していく典型といえます。

セックス依存症に限らず、薬物や万引き、アルコールなどの依存症者は、周囲に隠れて問題行動を続けているにもかかわらず、次第にエスカレートし、明らかに周囲にバレる行動を取るようになることがあります。

公園など屋外でセックスをしてしまう、泥酔して警察に捕まる、救急車で搬送される……。本来はバレたくない、捕まりたくないと思ってやっているはずなのに、まるで捕まえてくれといわんばかりの行動です。

　この矛盾した症状行動は、実はそうすることで彼らが誰かに向けて発している、「こんな自分を止めてくれ」というメッセージなのです。行為のエスカレーション自体が周囲へのＳＯＳだと読み替えてもいいでしょう。

　往々にして依存症者は、根っこでは自分に自信がなく、自己肯定感が低いため、周りの人から嫌われることを極度に恐れています。「助けてと言ったら嫌われるかな」「お前なんかダメなやつだと否定されるんじゃないか」など不安感を常に抱えています。

「助けてほしい」というメッセージを発信できない。これはとても苦しい、どん詰まりの状態です。「今、自分は苦しいから助けてほしい」——普通の人にとってはとてもシンプルなことでも、依存症者にはなかなか言えないのです。そういう意味では、回復していくなかでこの「援助希求能力」を高めていくことが重要になってきます。

　さらに「自分から関係を切ってしまう」こともよくあります。恋愛でいうと、「フラれる前に自分からフッてやったんだ」などとイキがってしまう状態です。相手に先制攻撃をすることで、自分の自尊心は傷つかないで済むように思えるからです。

　これは非常にいびつで複雑なメッセージです。いざ巻き込まれた周囲の人にとっては、振り回されるし、しょっちゅう裏切られるし、嘘も多いし、対応が難しいものです。正直、関わりたくないと思ってしまうのも仕方がないことだと思います。

しかし長年の臨床経験から私がいえるのは、「困った人」というのは「困っている人」という側面を必ず持ち合わせています。周囲から「この人と関わりたくないな」と煙たがられている人や「処遇困難例」といわれている人は、口で「助けて」と言えない代わりに、問題行動（症状）をエスカレートさせることで、周りにＳＯＳを出しているのです。

とくにセックス依存症の当事者は、手のつけられない性欲モンスターではなく、普段は真面目で弱者の味方といったイメージの人物であることも多く、会社や親からはそのような評判もよく聞きます。このようなタイプの依存症者は、周囲からの視線や期待に敏感すぎて、自分自身をめいっぱい膨らまして生きている場合が多いのです。しかし一方で、それが苦しくて仕方がないけれど、誰にも相談できないという葛藤状態にあります。

これらの「処遇困難例」といわれる人の治療は、「助けてほしい」というＳＯＳを適切に出す方法を本人に学んでもらうことが課題です。安全な治療関係のなかで、自分の弱さを自覚して、それを少しずつ治療者であるキーパーソンに出していくことにより、徐々に克服することができるようになってきます。

実例⑦　オンラインセックスへの耽溺　～コロナの時代のセックス依存症～

40代男性・Gさんのケース

Gさんは、15年間連れ添った妻と離婚の危機に瀕している。サイバーセックスがやめられないのだ。

「妻への愛情はあるが、さまざまなプレイに興味を持ってしまった。風俗に行きたいが金銭的に厳しいので、無料のサイバーセックスで我慢していたらやめられなくなってしまったんです」とGさんは語る。

毎日のようにオンラインで女性と知り合い、ときには普段の生活では関わりのない20代の女性とも卑猥なやり取りを重ねたGさんは、文字どおり寝食を忘れてサイバーセックスにのめり込んだ。

睡眠時間が極端に短くなったGさんは、仕事に遅刻したり大事な約束をすっぽかすことも少なくない。さらに精神的に不安定になって心身ともに体調も崩し、ついには入院したこともあるという。

また先日はSkypeで知り合った女性と実際に会って肉体関係に及び、それを知った妻は激怒。Gさんに三行半《みくだりはん》を突きつけながらも、彼の身を案じてクリニックに相談に来た。

「サイバーセックスは、セックス中毒のクラック（安価な濃縮コカイン）だ」

これは、アメリカにある依存症治療専門施設の臨床責任者、パトリック・カーンズが述べた言葉です。

インターネット黎明期から現在まで、世界中にはサイバーセックスを楽しむ人々が大勢います。サイバーセックスの明確な定義はないものの、掲示板やコミュニティなどで知り合ったふたり以上の参加者が、インターネットのチャットや動画を介して性的なメッセージを送り合い、性的興奮を得るものです。

サイバーセックスではいわゆる「濃厚接触」をしませんし、妊娠や性感染症の心配もありません。相手をリスクに晒すことなく性的充足感を得ることができます。またSkypeやZoomなどコミュニケーションツールが普及し、ほとんどの場合は無料で行える手軽さもあります。

最近はオンラインセックスとも呼ばれ、２０２０年、世界中を襲った新型コロナウイルスの影響で外出自粛で巣ごもりを余儀なくされた人のなかには、ＬＩＮＥやSkype、

Zoomなどを使ってサイバーセックスに興じた人も少なくないようです。遠距離のカップルがコミュニケーションを育んで楽しむ分にはなんら問題のない行為ですし、健全なサイバーセックスは違法ではありません。

私が勤めるクリニックでは、患者自らがサイバーセックス依存症を訴えてやってくる、ということはほとんどありません。しかしその反面、親やパートナーからの相談はこれまでも多く寄せられています。

「夫がサイバーセックスにのめり込んで、セックスレスになってしまった」「妻がマスターベーションしているシーンを自撮りして、夜な夜な配信しているようだ。日中も部屋からまったく出てこない」「娘が知らない男性とネットを通じて知り合って、相手の要求に応じるなどの仮想のセックスをしてお金を稼いでいるようだ」など、相談内容は多岐にわたります。

サイバーセックスはその手軽さゆえ、当事者は睡眠時間を削ってでも耽溺し、最悪の場合はゲーム障害のように一日の大半をその行為に費やし、途中で切り上げられない状態に陥ります。周囲が強制的にやめさせようとすると暴力的になり、警察沙汰になったケースもありました。その結果として、生活習慣が乱れて昼夜逆転になったり、人間関係や社会生活が破綻することもあるのです。

アメリカでは、「ある会社経営者の男性が、自らの会社の新規株式公開の日に6時間もオンラインポルノに没頭していた」というケースもあったようです。それほどサイバーセックスは中毒性が高いことがうかがえます。

すでにセックス依存症の問題を抱える人が、インターネットの特殊なコンテンツを利用することで、さらに症状を悪化させることもあります。

また、サイバーセックスが当事者の社会生活に悪影響を与えるだけでなく、性犯罪につながる可能性もあります。オンラインでは簡単に疑似セックスができるため、「世の中の女性はいとも簡単にセックスさせてくれるし、実は多くの女性がそれを望んでいるのだ」などという当事者にとって都合の良い認知の歪みが瞬く間に形成され、性犯罪に発展していった例もあります。

さらに児童ポルノとの関係性も無視できません。最近では、オンラインゲームやSNSなどで知り合った未成年にインターネットを介して近づき、わいせつな自撮り写真を送るように求める事件が多発し、社会問題化しています。

時代や技術の進化に伴って、依存症も多様化していきます。もちろんインターネットがない時代には、「サイバーセックス依存症」という言葉はありませんでした。テレビゲームやスマホがない時代にゲーム障害がなかったのと同じです。

そして今後も、また新たな依存症が生まれていくことでしょう。とくにコロナ禍以降は、人々の生活様式も変化していますから、依存症の分野でも大きな変化があるはずです。トレンドは変わっても、人々が抱える心の問題には共通している部分が多いものですが、我々臨床家も時代に適した柔軟な対応方法や治療法を身につけていかなければならないと考えています。

実例⑧ 親の過干渉から生まれる性的嫌悪 ～見えない虐待「優しい暴力」～

ここからは、セックス依存症に苦しんでいる人たちから話を聞くうちに明らかになってきた、幼少期の虐待と依存症との関連について実例を紹介します。

前出のAさんやBさんのように、依存症者のなかには、子どものころに激しい暴力や虐待を受けてきた人が多くいます。子どもの目の前で親がその配偶者に暴力をふるう面前DVも、近年報告件数が増加傾向にあります。しかし、一見なんの問題もないような家族のなかでも、実は深く心を傷つけられ、強迫的な性行動の心理的要因になっているケースもあるのです。

40代男性・Hさんのケース

現在40代のHさんが、まだ中学生のころの出来事だ。

当時、自分の部屋で覚え始めたばかりのマスターベーションを済ませた彼は、いつものように部屋のゴミ箱に使用済みのティッシュを丸めて捨てた。

しかし後日、母親がゴミ箱を片手に彼の部屋にやってきた。丸めたティッシュを指し、「こんなのがあったけど、どういうことなの？」「いったいなにをやってるの？」と問い詰めてきたのだ。さらには「なにを使って自慰行為をしているの？」などとも聞かれ、ついには「マスターベーションは汚い行為だから、絶対しないように」と叱られ、禁止された。

親が子どもを愛するがゆえに干渉し、期待し、愛情という名で支配することを「優しい暴力」といいます。

この優しい暴力には2つのタイプがあります。ひとつは「侵入」で、この例のように親が子どものゴミ箱を漁る、許可なく子どもの部屋に入るなど、子どものプライベートな領域に勝手に立ち入る行為です。日記を無断で読む、本人がいない隙にスマホをのぞき見ることも侵入にあたります。

本来、親から見えないプライベートな「秘密のポケット」は、子どもが親から距離を取り、自立する際に必要になっていく大切なものです。それを親が勝手に漁ったり、問い詰めたりする行為は、子どもの尊厳をひどく傷つけ、悪影響を及ぼします。

また思春期にマスターベーションを覚えるのはごく自然なことなのですが、親からことさらに咎められたりすることで、性をタブー視したり、汚いものと捉えるなど、性的嫌悪が背景にある「認知の歪み」のきっかけになる危険性もあります。

「侵入」と並ぶもうひとつの優しい暴力には、「○○する子は愛してあげる」「○○できない子は愛してあげない」という「条件つきの愛」が挙げられます。子どもは親の愛を乞うために、期待を読み取って必死に行動し、愛を与えられないと不安を覚えます。また両親を怒らせてしまったら罪悪感を覚え、「ごめんなさい、もうしません」と言って愛してもらおうともします。しかしこのとき、心の中では「本当の自分を見せたら愛してもらえない」「ありのままの自分では愛されない」と考えてしまうのです。

これらの「優しい暴力」は、殴る蹴るなどの目に見える虐待と違い、本人も「親から暴力を受けた」という自覚がそれほどないのが特徴です。このような対人関係様式は、成人後の人間関係の作り方にも大きな影響を及ぼします。

実例⑨　子どもが親のセックスを目撃　～悪意なきトラウマ～

30代女性・Ｊさんのケース

Ｊさんは小学生のころ、木造の古びた一軒家に家族と暮らしていた。

ある暑い夏の夜、のどが渇いて目を覚ましたＪさんは台所に向かった。彼女の部屋から台所に行くには、両親の寝室の前を通らなくてはならない。その際、ドアの下から薄明かりが漏れて、中からは苦しそうな母の声が聞こえてきた。

気になったＪさんがドアを少し開けてみると、そこには暗闇で重なる裸の両親の姿があった。母親が父親に押しつぶされているような体勢にひどくショックを受けたＪさんは、すぐにその場を立ち去ったものの、その夜はなかなか寝つくことができなかった。

親の悪意のない行動が、結果として見えない虐待となるケースがあります。「プライマリーシーンの目撃」です。これは子どもが親の性行為を目撃して外傷体験になってしまうというもので、臨床現場ではしばしば当事者から告白されます。

たとえ両親が仲良くセックスをしていたとしても、正確な知識や経験のない子どもはその情報を適切に処理できません。母親が父親と身体を重ねる姿は、子どもが見れば「お母さんはお父さんに虐げられているのではないか」「見てはいけないものを見てしまった」とすら思ってしまいます。そしてその強烈な記憶がトラウマとして、記憶に植えつけられていきます。

やがて大人になると、そのトラウマを癒やすために盗撮行為やのぞき行為がやめられなくなったり、強迫的な性行動に耽溺したりするケースがしばしば見られます。性依存症者のなかには、子どものころに両親のセックスを見てしまったことがある人も少なくありません。精神分析学者のフロイトは、このような過去の外傷体験の影響で何度も強迫的にその行動を繰り返すことを「反復強迫」という形で説明しています。

人間は、五感から得た情報を脳内の海馬で記憶として処理し、データベース化します。しかし戦争や災害、交通事故の目撃など、日常ではまず体験しない衝撃的な光景を目にしたとき、その情報が適切に処理されずに、脳内でいわゆるバグが生じてしまいます。それがトラウマ体験の後遺症としてさまざまな問題行動を引き起こす要因になると考えられています。

親のセックスを見た子どもがその情報を適切に記憶のなかで処理できず、反復強迫として、その外傷体験を癒やすために不特定多数の相手とセックスを繰り返してしまうというのも、ひとつのパターンです。

ちなみに性的虐待の一環として、自分たちの性行為をわざと子どもに見せる親もいます。これはかつて私が携わった女性のアルコール依存症者の例なのですが、子どものころ義父が母親を性奴隷のように扱っている様子を繰り返し見せられていたそうです。やがてその光景が外傷体験になった彼女は、アルコール依存症と不特定多数の男性との危険な性行為がやめられないセックス依存症を併発していました。クリニックのデイケア内でも、すぐに男性患者と性行為に及んでは妊娠と中絶を繰り返してトラブルになり、結局治療が中断してしまいました。

日本の住宅事情では、子どもが小さいうちは家族で「川の字」になって寝ることも少なくありません。同室でなくても和室で隣の部屋の声が筒抜けになるなど、Jさんのように子どもが親のセックスを図らずも目撃してしまうことが多々あります。そして両親の性行為を見た子どもにとって、場合によってはその記憶が外傷体験となり、なんらかの形で強迫的な嗜《し》癖《へき》行動としてあらわれることもあると関係者は心に留めておいたほうがよいでしょう。

実例⑩「かわいそう」な息子と関係を持つ母親 ～障害者と性的虐待～

30代男性・Kさんのケース

Kさんは、子どものころから統合失調症を患っていた。

あるときKさんは幻覚や幻聴がひどくなり、母親に連れられてクリニックに来院し、デイケアに通うようになった。面談時などに性的な話題を意図的に女性スタッフに振ることが頻繁にあり、それ以降は男性スタッフが面談をすることになった。

そのなかでよくよく話を聞くと、Kさんは風俗通いをやめられず、消費者金融からも借金を重ねており、性依存症の問題を併発していることが判明。Kさんは母子家庭で、現在治療に専念しているので定期的な収入はない。風俗に行くためのお金は主に母親が支払っているという。

> そしてＫさんと面接を重ねるたびに、さらに明らかになったことがある。彼は中学時代から母親と性関係を持っていたというのだ。Ｋさんは、「イヤだったけれど、子どものころからそうされていた」と面接で口にしていた。

実父や義父による娘への性的虐待については裁判なども行われており、徐々にメディアでも報じられるようになってきましたが、母から息子への性的虐待も存在します。

統合失調症を患っていたＫさんの場合も、母親からの見えない暴力を受けていました。

統合失調症とは、幻覚や妄想、まとまりのない思考や行動、意欲の欠如などの症状を示す精神疾患です。原因はまだはっきりとわかっていませんが、脳内で情報を伝える神経伝達物質のバランスが崩れることや、大きなストレスがかかることなどが関係するといわれています。

母親はそのような精神疾患のある息子を熱心にケアし、世話を焼いていました。母親は「こんな病気になったのは私にも責任がある。障害のある子どもは将来、恋愛や結婚もできないのではないか」と息子の将来を悲観して、性処理の相手をしていたのです。

しかし息子を「愛している」とはいえ、良かれと思って性的なケアをしたことが、結果としてKさんの外傷体験となり、その影響で借金をしてまで風俗通いがやめられなくなっているのは明らかです。Kさんは、「風俗で性行為をして、いろいろ話を聞いてもらえると安心する」と言います。

統合失調症を患っていても、自立して、恋愛や結婚をしている人はもちろんいます。人生の早い段階から母親が息子の将来を悲観し、性処理の相手をする行為は性的虐待であり、息子の自立を阻むだけでなく、トラウマを植えつけてしまいます。

これはかなり極端な例かもしれませんが、子どもを愛するがゆえに親が行うケアも、行きすぎると「見えない暴力」に転じてしまうことがよくわかります。

第3章 「性的しらふ」を求めて

——セックス依存症の治療：医療機関と自助グループ

性依存症は「治る」のか？

ここまでは、さまざまな性依存症のケースを追ってきました。冒頭のチェックリストや数々のケーススタディを読んで、「自分もそうなのかな？」と思い当たった人がいるかもしれません。これまでの自分のセックスへの向き合い方、成育歴、性的指向や性的嗜好、ストレスへの対処法、心に抱えたトラウマについて思いを馳せた人もいるでしょう。

性依存症が疑われる場合は、まず依存症専門外来のある精神科に行くことをおすすめします。ただ薬物やアルコール依存症の専門外来は少しずつ増えてきましたが、性依存症となると専門機関を探すのに苦労するかもしれません。その場合は、後ほど説明する「自助グループ」を訪れてみるのもよいでしょう。

よく「性依存症は治るのですか？」という質問を受けるのですが、依存症に回復はあっても完治は困難です。まずは、専門治療や回復の場につながることが重要です。また、「風俗は二度と行かないぞ！」「マスターベーションはなにがなんでも我慢だ」などという気合いや根性では長続きしません。強くなることとやめ続けることは別問題なのです。

そもそも、人はなぜ依存症になってしまうのでしょうか？

性依存症に限らず、薬物やアルコールなどあらゆる依存症の本質は、脳の報酬系の機能不全の問題といわれています。報酬系の神経回路が乗っ取られてしまうのです。

依存症は「学習された行動」です。ある行動をした直後に快感が得られたり、なにか良い結果が伴ったりすると、その行動の頻度が増すという法則があります。これを「強化の原則」と呼びます。たとえば、薬物やアルコールを摂取したり、万引きや痴漢という行動をすることで気分がすぐに変えられたり、リスクやスリルが味わえたり、達成感や優越感を得ることができたりすると、その行動が強化され、頻度が上がっていくのです。

また、その行為をしていたとき、同時に周りに存在していたものが快感と結びつきます。「パブロフの犬」のように、再びその状況に接しただけで対象行為のことを思い出し、またやりたくてたまらない状況に陥ったり、その行為をしていたときと同様の生理学的反応を起こしたりするのです（条件反射）。

たとえば、万引きをしていたコンビニの前を通っただけで気分が高揚して、心臓がドキドキしたり、胸がわくわくするかもしれません。こうした状況を「条件付け」と言います。条件付けられた刺激は、その人の問題行動にとって危険なトリガー（引き金）となり、やめようと思っていても、その行為に対して文字どおり引き金を引いてしまうのです。

「やめる」のではなく「やめ続ける」

このとき、脳の中ではどのようなことが起こっているのでしょうか。

私たちがなんらかの快感を覚えるとき、脳の中の報酬系と呼ばれる部位でドーパミンという神経伝達物質が多量に分泌されています。ドーパミンは快感をもたらすだけでなく、心拍数や呼吸数を亢進させたり、気持ちを高ぶらせたりする働きがあります。これは脳内麻薬のような物質で、この快感が忘れられず、いくら強い意志をもって「やめたい」「やめよう」と思ってもそれ以上に強く働き、その結果本人の意志とは関係なく「やめたくてもやめられない」という状態に陥り、嗜癖行動が亢進していくのです。そして、依存症の回路（悪循環のサイクル）ができあがってしまいます。

これを修正するには、新たな学習を治療のなかで反復して学び、生活のなかでトライアンドエラーを繰り返しながら訓練していくしかありません。いくら本人がやめようと思っても、特定の条件下で引き金が引かれると、問題行動を繰り返してしまいます。梅干しを見ると唾液が出るような「条件反射の回路」が脳内にできあがってしまっているからです。

アルコール依存症の場合でも、しばらく断酒が続いたからといって、かつてのように自分でコントロールして飲めるようになるわけではありません。この条件反射の回路が脳の中にできあがっているため、一度飲んだらまたビンジドリンキング（暴飲）が復活してしまいます。

これは当事者たちの間ではよく知られた話なのですが、「今日一日（Just For Today）」の断酒を続けていくこと、それが結果的に5年、10年、20年となっていくこと、そのなかで本人の生き方も少しずつ変化し、酒なしでやっていけるようになること……つまり一時的にやめることではなくやめ続けていくことが「回復」なのです。これが、「依存症に回復はあっても、完治することは困難」といわれる所以です。

性依存症には「性的しらふ」という言葉があります。これは、もともとアルコール依存症者がアルコールを飲まずに生きることを「しらふ（sober）」と呼んだことから、セックス依存症のケースにあてはめて応用した考え方です。強迫的な性行動を依存の対象にせず、性的な問題行動を使わずに生きることを指します。「ソブラエティ（sobriety）」や「性的にクリーンな状態」と呼ぶこともあります。

性依存症の回復は、この性的しらふの状態を今日一日、今日一日……と積み重ねていくこと。自助グループなど数々のミーティングを経て、自分にとって再発の引き金はなにか、どういう状況だとリスクが高まるのかなど、自身のウィークポイント、つまり「弱さ」を認識して仲間と共有することが、やめ続ける強さに変わっていきます。性にとらわれない、振り回されない「性的しらふ」の状態を一日でも長く継続することで、やがて内面や生き方にも大きな変化が生まれます。

最終的には、相手の性を尊重して対等な人間関係を築くこと、否定的な感情を問題行動によって解決しようとしないこと、性行動への価値観や認知の歪みを修正していくことなど、回復への目標は多岐にわたります。

性的にクリーンな日々を積み重ねながら、問題行動で失ったつながりを再構築していくプロセスが性依存症からの回復です。そしてこの回復のプロセスを歩むためにも、同じ課題を抱えた仲間の存在が非常に重要なのです。

医療機関での性依存症の治療

私が勤めるクリニックでは、セックス依存症だけでなく、痴漢や盗撮、小児性暴力など犯罪性のある性依存症も含めた性依存症専門外来「SAG（Sexual Addiction Groupmeeting)」を２００６年５月から行っています。これは開設当時、民間の医療機関では日本ではじめての試みでした。

　とくに性加害の問題でハイリスクな対象者には、デイナイトケアプログラムを取り入れています。デイナイトケアは外来治療の枠組みのひとつで、対象者の疾患に応じたさまざまなグループ精神療法に参加することによって新たなストレスへの対処方法を学び、生活にリズムを作り、社会復帰の促進を図るための包括的なプログラムです。同時に家族からの相談にも応じながら、必要な支援を行っています。

　月曜日から土曜日までの６日間のなかで再犯リスクに応じて来所日数とプログラムの密度を決め、９時から19時まで丸一日かけてプログラムに取り組みます。デイナイトケアでは、精神科医、看護師、精神保健福祉士、臨床心理士（公認心理師）、ケアワーカーなどさまざまな専門職スタッフがチームを組んで対応しているのも特徴です。

　ＳＡＧは、再発防止モデルを主体とした認知行動療法、依存症について学ぶ心理教育やグループミーティング、運動療法、薬物療法を組み合わせて行います。音楽療法、和太鼓、よさこい、ヨガなど芸術行動療法も行い、ストレスへの対処法の選択肢を増やしていきます。

図3　クリニックで実施している、ハイリスク群を対象としたデイナイトケアプログラム（例）

	月	火	水	木	金	土
10:30〜12:00	SAGミーティング	教育プログラム	事例検討	ディスカッション	SAGミーティング	運営ミーティング
12:00〜13:00	食事プログラム	食事プログラム	食事プログラム	食事プログラム	食事プログラム	食事プログラム
13:50〜15:00	芸術行動療法	ピアカウンセリング	芸術行動療法	ロングウォーク作業療法	S-CBT（認知行動療法）	芸術行動療法
17:00〜18:00	自分史（0〜10歳）	朗読会	クッキング／映画鑑賞	映画鑑賞	アサーション（自己主張）訓練	メンバーミーティング
18:00〜19:00	食事プログラム	食事プログラム	食事プログラム	食事プログラム	食事プログラム	食事プログラム

治療では医師の診察やコメディカルスタッフとの関わりも大切ですが、やはり効果的なのはグループミーティングに参加して、自分の体験を正直に話すことです。クリニックでは外部の自助グループとも提携していて、回復を続けている「先行く仲間」からの体験談を聞くこともできます。

性依存症の症状に苦しむ人のなかには、社会人として働いている人もいるでしょうし、治療のために仕事を長期間休むことはなかなか難しいかもしれません。主治医と相談しながら、週1回・4か月で1クールのリカバリー・アディクション・プログラム（RAP）に通っている人もいます。

治療と仕事の両立は、依存症者にとって

も大きな課題です。主治医やスタッフと相談しながら、なるべく通院が長期間継続できるようなサポート体制を作っていけるように工夫していきます。まずは専門機関に相談してみることを強くおすすめします。

依存症の回復に欠かせない「自助グループ」の存在

性依存症の治療で、自助グループが果たす役割は非常に大きいものがあります。とくに不特定多数との性関係がやめられず損失を繰り返しているセックス依存症当事者にとって、自助グループは大きな存在です。

自助グループとは、依存症など同じ問題を抱える人やその家族らが主体的に集まり、似たような立場や経験を持つ仲間と出会い、交流し、体験談を共有する場です。仲間と性の問題や感情、情報や知識、経験を分かち合うことで気づきや癒やしを得て、今日一日やめていける力がわいてきます。

自助グループの原型は、１９３５年６月10日、アメリカ東部の都市・アクロンで生まれた「ＡＡ（Alcoholics Anonymous）＝無名のアルコール依存症者たち」です。外科医のボブ・スミスが酒をやめた日をＡＡの創立記念日にしています。

ボブが酒をやめる2か月前、4月にビル・ウィルソンという株のディーラーが訪問してきました。当時ボブ55歳、ビル39歳でお互い飲み盛り。ビルは株の売り込みにきたのではなく、「先生、酒はひとりでやめられないから、一緒に断酒しませんか。自分の酒の問題をカミングアウトして、酒をやめたいと思っている人を集めてミーティング（体験の分かち合い）をやりましょう」と誘ったのです。

ボブの診療所ではそのころ患者さんが減っていて、さらに妻のアンは抑うつ状態、子どもの精神が不安定など、いろいろと問題は起きていたものの、ボブはアルコールにより正確な現実認識ができていませんでした。離脱症状で手術中に手が震えるときもありましたが、外科医としてのプライドもあり、ビルの誘いを断ってしまいました。

結局、ボブはその年の6月、学会の帰りの電車で泥酔して引きずり出され、妻のアンとビルが迎えに行きました。アンは酒が抜けないボブに「あなたのことは大切だけど、酒をやめないと一緒に生きていけない」と伝えます。

その翌日、ボブはこれまで迷惑をかけた人たちにしらふで会いに行くことにしました。町中でカミングアウトしたボブは、酒をやめる決意をしたのです。この日が後にＡＡの創立記念日になりました。

当時アルコール依存症は、どんなに権威のある医師や心理学者が治療しても、回復が困難な不治の病とされていました。ユングやフロイトの精神分析もお手上げ状態だったそうです。しかし、なぜかAAに通うと不思議と断酒ができてしまう。その回復率の高さには医療関係者も驚いたといいます。自助グループの歴史は、この分野に関しては「医療の敗北の歴史」とまでいわれています。

依存症の回復は、「自分で責任を引き受けていくこと」が重要です。たとえばクレプトマニア（窃盗症）なら、自分の財布からお金を出して支払うこと。もちろんその結果として手持ちの現金は減ります。摂食障害なら、たとえ過食しても吐かないこと。その結果として体重が増えます。これが責任を引き受けるということです。

しかし、医師—患者という関係が前提となる医療モデルのアプローチだけでは、利害関係や力関係が伴って自分で責任を引き受けることが困難なことがあります。「この先生のために自分は酒をやめるんだ」「この先生の方針に従っていれば大丈夫だ」というように、権威が対象だと依存関係が生まれやすく、結果的に患者は医師に責任を転嫁してしまうリスクがあるのです。

もちろん離脱症状や精神症状が活発な急性期のときは、入院治療や薬物療法も必要ですし、回復の道のりのなかでは医療的なアプローチが中心になる時期もあるでしょう。しかし、「依存症からの回復は生き方の回復」といわれているように、医療モデル主体のアプローチだけでは限界があるのも事実です。

現在は、アルコール依存症のＡＡを原型に、薬物依存症のＮＡ、ギャンブル依存症のＧＡ、摂食障害のＯＡ、クレプトマニアのＫＡなど数多くの自助グループが存在します。

性依存症の自助グループ「ＳＡ」と「ＳＣＡ」とは？

現在、日本における性依存症の自助グループには、主にＳＡとＳＣＡがあります。

ＳＡは「Sexaholics Anonymous＝無名の性依存症者の集まり」、ＳＣＡは「Sexual Compulsives Anonymous＝無名の性的強迫症者の集まり」の略語です。

ＳＡとＳＣＡの大きな違いは、セックスやマスターベーションとの関わり方です。

ＳＡでは、配偶者以外とのセックスは再発（スリップ）とみなされ、禁止されています。また、マスターベーションも「自分とのセックス」であるとして禁じています。

一方、ＳＣＡでは「ソブラエティ（性的しらふ）の概念は個人に委ねられる」というルールがあります。人によって再発に直結するトリガー（引き金）は多様です。マスターベーションがトリガーになる人もいれば、風俗に行くことがトリガーの人もいる。ＳＣＡでは、個々人が自分の「性的回復計画（セクシュアルリカバリープラン）」を立てて、自分の問題行動に合ったルールをもうけるのです。

性依存症者のなかには、ＳＡとＳＣＡの双方に通っている人もいます。マスターベーションを禁止していないＳＣＡと禁止しているＳＡ……というように、ひとつの依存症のなかにソブラエティの考え方が異なる自助グループが共存しているのは、性依存症だけではないでしょうか。薬物依存症なら断薬、アルコール依存症なら断酒と、回復への方針や考え方はひとつであることと比べて、特徴的な点といえるでしょう。

ちなみに、私が勤務するクリニックではおおむねＳＣＡのルールを採用していますが、マスターベーションに関しては、やめることを提案することもあります。否定的な感情を解決するためにマスターベーションを使ってきた人は、それが性加害につながったりするケースもあるため、話し合いながらその扱いを決めていきます。これについては、後ほど詳しく解説します。

どうしても性の話はデリケートですし、相談できる専門機関が少ないのが現状です。そして残念ながら、性依存症というと「性欲の強い変態」というような偏見がつきまとうのも事実です。また、医療機関は診断がつかないと医療保険を利用して通うことができませんが、自助グループには診断の有無にかかわらず、性的な問題行動があって、それを自分でやめたいと思っている人は誰でも参加できるという間口の広さが魅力です。「やめたくてもやめられない」と思っていれば、誰でも参加できるのです。

依存症の臨床家としては、自助グループの存在や活動がより広く、必要な人に届くことを願ってやみません。

- ・SA-JAPAN　無名の性依存症者の集まり　www.sa-japan.org
- ・SCA-JAPAN　無名の性的強迫症者の集まり　www.sca-japan.org

ミーティングの指針となる「12のステップ」

自助グループ（SA・SCA）でのミーティングは、おおむねどの会場も週1回のペースで開催されています。以前は、内容は完全にクローズドでしたが、現在は月1回のオープンミーティングもあるようです。もちろん、オープンミーティングであっても守秘義務が重視され、外部に知られることはありません。参加するための条件は、性の問題を抱えていて、それをやめたいと思っている当事者であることだけです。クローズドのミーティングは、当事者以外はたとえ私のような専門家でも参加することができません。

ミーティングへの参加者は、匿名性を守るためにニックネーム（アノニマス・ネーム）で呼び合います。お互いのプロフィールや素性は明かす必要はありませんし、ここでの発言や内容が外部に出ることはありません。

自助グループでのミーティングは、「12のステップ＆12の伝統」という回復の指針に基づいて行われます。これはアルコホーリクス・アノニマス（ＡＡ）による１９３９年の著書、*Alcoholics Anonymous: The Story of How More Than One Hundred Men Have Recovered from Alcoholism* において、アルコール依存症からの回復手法として確立された哲学で、現在ではさまざまな自助グループがこの原理をモデルに取り入れています。

SCAの提案された12のステップ

1．私たちは性的強迫症に対し無力であり、思い通りに生きていけなくなっていたことを認めた。

2. 自分を超えた大きな力が、私たちを健康な心に戻してくれると信じるようになった。
3. 私たちの意志と生きかたを、自分なりに理解した神の配慮にゆだねる決心をした。
4. 恐れずに、徹底して、自分自身の棚卸しを行ない、それを表に作った。
5. 神に対し、自分に対し、そしてもう一人の人に対して、自分の過ちの本質をありのままに認めた。
6. こうした性格上の欠点全部を、神に取り除いてもらう準備がすべて整った。
7. 私たちの短所を取り除いて下さいと、謙虚に神に求めた。
8. 私たちが傷つけたすべての人の表を作り、その人たち全員に進んで埋め合わせをしようとする気持ちになった。
9. その人たちやほかの人を傷つけない限り、機会あるたびに、その人たちに直接埋め合わせをした。
10. 自分自身の棚卸しを続け、間違ったときは直ちにそれを認めた。
11. 祈りと黙想を通して、自分なりに理解した神との意識的な触れ合いを深め、神の意志を知ることと、それを実践する力だけを求めた。
12. これらのステップを経た結果、私たちは霊的に目覚め、このメッセージを性的強迫症の問題を持つ人たちに伝え、そして私たちのすべてのことにこの原理を実行しようと努力した。

（「ＳＣＡミーティングハンドブック」ＳＣＡ東京グループ、２０１５年）

ここで「神」という言葉が出てきて、少し驚いた人もいるかもしれません。しかしこの「12のステップ」で述べられている「神」とは、特定の宗教や宗派の神を指すのではなく、「自分を超えた大いなる力」というイメージです。もはや強迫的な性行動は、自分の力でどうにもできない。強迫的性行動に対しては無力であることを認め、人知を超えた大きな力にお任せする。そこから回復の道筋が始まる、という考えです。

この「12のステップ」の原理原則に沿ってミーティングを行い、ときには先行く仲間と一緒にセクシュアルリカバリープランに取り組みながら、そこで得た気づきを生活全体に落とし込んで、「今日一日」性的しらふを続けることで回復していくイメージです。

マスターベーションしないと性欲が溜まって危険？

不特定多数との性行為、過度な風俗通いやマスターベーション、サイバーセックスに耽溺する性依存症のみならず、痴漢、盗撮、小児性暴力など犯罪性のある性依存症の治療の世界では、マスターベーションを「自分とのセックス」と呼びます。そして治療においては、自分とのセックスとのつき合い方も非常に大きな課題になります。

SAではマスターベーションも禁止されていると聞いて、驚いた人もいるかもしれません。とくに男性は「マスターベーションしないと、逆に性欲が溜まって問題行動が再発してしまうのでは？」と考える人もいるでしょう。しかしこれは本当でしょうか？

第2章の実例⑤でも述べましたが、マスターベーションは必ずしも即物的な性欲にかられて行っているものではありません。

むしゃくしゃする、さみしい、ストレスが溜まるといった否定的な感情への対処行動としてマスターベーションを行うことは男女問わず多くあります。しかし、これらの否定的な感情を解決するためのマスターベーションが、実は一番問題行動の引き金になりやすいのです。これは、物質依存のアルコールや薬物も同様で、自己否定的感情を解決するために多量飲酒してしまうと、しらふになってなおさらその現実に直面して落ち込むことと似ています。

実際に、プログラムのなかで「1か月間マスターベーションをせずに過ごしてみませんか」と提案して試してもらうと、「意外と平気だった」とみな口を揃えて言います。なかにはマスターベーションをやめてから「性的なとらわれがなくなってラクになった」と言う人もいます。食事は摂らないと餓死しますが、マスターベーションをしなくても死ぬことはありません。「男性は定期的に射精しないと性欲が溜まって性的逸脱行動を起こしかねない」といった言説は、実は思い込みに過ぎなかったと彼らは体験的に気づくのです。

そのままマスターベーションをせずに日常を送る人もいますし、一定期間やめてから、「倒錯的な映像やファンタジーを使わずに行う」などマイルールを決めた上で再開する人もいます。

ただし、一定期間やめていたマスターベーションを再開するときには、ダイエットのリバウンド現象のように、以前よりも強迫的に回数が増え、かえって症状が悪化することもあるので注意が必要です。これを臨床の現場では、「自慰行為における反跳《はんちょう》現象」と呼んでいます。

したがって、マスターベーションを再開するときは、スタッフと相談しながら進めていくことをおすすめしています。

依存症の回復に「底つき体験」は必要か

依存症によって自分の生活に問題が生じ、心の底から「やめよう」と思うきっかけになる出来事を「底つき体験」といいます。「生きるも地獄、死ぬも地獄」といった「どん詰まり」の状態を体験してはじめて、自ら主体的に立ち上がっていくのです。当事者にとってこれは、いわばターニングポイントとなる重要な出来事といえます。

しかし最近、底つき体験という言葉は、臨床現場ではあまり使われなくなってきました。というのも、関係者や当事者の間で「依存症の人は底をつかせないと回復しない」という根拠のない言説が広まったからです。底をつかせようとして、当事者がお手上げになるまで関係者が突き放す、といった偏った対応も増えました。

当事者にとっては、やめたくてもやめられない病に苦しんでいるのに、さらに周囲から突き放すような対応をされる経験は絶望的なものです。現につながりを絶たれた当事者が孤独から自死を選んでしまったという不幸な出来事もありました。これはいまだ「負の遺産」として語り継がれています。

一方で、確実に回復を遂げている依存症者の体験を聞くと、自らの過去を振り返って「あれが底つきだった」と語ることがあります。つまり底つきとは、周囲が意図的に作り

郵 便 は が き

料金受取人払郵便

代々木局承認

1938

差出有効期間
2022年10月4日
まで

1 5 1 8 7 9 0

203

東京都渋谷区千駄ヶ谷 4 - 9 - 7

（株） 幻 冬 舎

書籍編集部宛

1518790203

ご住所　〒 都・道 府・県	
	フリガナ お名前
メール	

インターネットでも回答を受け付けております
https://www.gentosha.co.jp/e/

裏面のご感想を広告等、書籍の PR に使わせていただく場合がございます。

幻冬舎より、著者に関する新しいお知らせ・小社および関連会社、広告主からのご案内を送付することがあります。不要の場合は右の欄にレ印をご記入ください。

不要 □

本書をお買い上げいただき、誠にありがとうございました。
質問にお答えいただけたら幸いです。

◎ご購入いただいた本のタイトルをご記入ください。

『　　　　　　　　　　　　　　　　　　　　　　　　　』

★著者へのメッセージ、または本書のご感想をお書きください。

●本書をお求めになった動機は？

①著者が好きだから　②タイトルにひかれて　③テーマにひかれて
④カバーにひかれて　⑤帯のコピーにひかれて　⑥新聞で見て
⑦インターネットで知って　⑧売れてるから／話題だから
⑨役に立ちそうだから

生年月日	西暦　　年　　月　　日（　　歳）男・女			
ご職業	①学生	②教員・研究職	③公務員	④農林漁業
	⑤専門・技術職	⑥自由業	⑦自営業	⑧会社役員
	⑨会社員	⑩専業主夫・主婦	⑪パート・アルバイト	
	⑫無職	⑬その他（　　）		

このハガキは差出有効期間を過ぎても料金受取人払でお送りいただけます。

ご記入いただきました個人情報については、許可なく他の目的で使用することはありません。ご協力ありがとうございました。

出すものではなく、本人が回復していくなかで、他者とのつながりを通して体験するものなのです。そしてこれはあくまでも回復におけるターニングポイントであって、けっして死を意味するものではありません。

　また関係者は、底つき体験によって依存症当事者が「見捨てられ体験」をフラッシュバックしたり、依存症特有の恥の意識をさらに強めてしまう、という副作用があることも心に留めておくべきです。

再発は回復のプロセス？

依存症治療には、「再発は回復のプロセスである」という考え方があります。ただしこれは、自分の健康を害する問題（アルコール、薬物、ギャンブル、セックス、自慰行為）にあてはまる考え方であって、他者の健康を害する問題（つまり直接的な被害者がいる性犯罪）には適用できない考え方です。

　それを踏まえた上で考えてみると、依存症の治療の過程に「再発（スリップ）」はつきものです。たとえ本人が「もうパチンコは二度とやらない！」「薬物には手を出さない！」「酒なんて一生飲まない」と強く誓って、治療プログラムを受けるようになったとしても、多くの依存症者は「再発（スリップ）」を経験します。

性依存症も同じです。「もう二度と風俗には行かない！」と決めて、性的しらふの状態を積み重ねたとしても、ふとしたタイミングでハイリスク状態になって引き金を引いてしまうと、条件反射のスイッチが入り、つい風俗店に足を踏み入れてしまう。また振り出しに戻るのです。

再発の体験は、本人にとっても周囲にとっても非常に残念でショッキングな出来事です。しかしそこで、なにがきっかけ（トリガー）になったのか、自分のウィークポイントはどこにあったのかを治療者や仲間とともに考え、気づきを得る。それを積み重ねることが、真の回復につながります。

そういう意味で、再発は今までの取り組み方を見直す重要なサインであるといえます。依存症とは、再発を繰り返しながら回復していく病気なのです。性依存症の治療も、直接的な被害者のいない類のものは、この「再発は回復のプロセスである」という考えのもとで治療プログラムを行います。

ただし、何度も繰り返しますが、痴漢や盗撮、小児性暴力など犯罪性のある性依存症の場合は話が変わります。これらの問題に対しては「被害者がいる」という観点から、まずその行為を止めることを第一に優先して治療プログラムを行っていきます。この場合は、再発防止（リラプス・プリベンション）に重点が置かれます。また、加害者は自分の加害行為を忘れる傾向があるので、常に被害者側の視点を取り入れ、自分が犯した性加害行為に責任を取ることも重視します。

依存症の治療に再発はつきものですが、「自分の健康を害する問題」と「他者の健康を害する問題」は共通点はありながらも明確に分けて考える必要があります。

行動変容のために必要な4つのポイント

繰り返しになりますが、依存症は病気です。不健康なストレス対処行動が習慣化した状態ですから、その意味では生活習慣病といってもいいでしょう。糖尿病と同様、いざ治そうと固く誓っても、気合いと根性では治療は続きません。

当事者が「やめたくてもやめられない」状態から脱して変わるためには、4つのポイントがあると考えています。行動変容のメソッドは、「結果にコミットする」を謳い文句にしている某トレーニングジムでも用いられています。では、その内容を見ていきましょう。

ポイント① 変わるための理由や目的の明確化

あらゆる習慣を変えていくには、まずは変わるための理由や目的を明確化させることが必要です。つまり、なりたい自分になるための目標設定をするのです。

これはダイエットでも似たようなことがいえます。ダイエットは健康になるための食習慣の変容です。単に「痩せたい」と考えて漠然とダイエットを行っていても、結果は出ません。はじめに「なぜ痩せたいのか」という理由を明確にするのです。「健康診断で医師から体重やコレステロールの数値を注意されたから」「結婚式で大勢の前でドレスを着るから」など、そこには必ずなんらかの強い動機づけが存在するはずです。

依存症も同じです。なぜその習慣を変えたいのかをまず明確にする必要があるのです。そして、次になりたい自分をイメージしながら動機づけを高めます。はじめに変わるための理由や目的が明確でないと、行動変容はうまくいきません。

ポイント② 主体的な覚悟

「今までの生き方をやめて、新しい自分に変わろう」という決意や覚悟が必要です。新しい生き方を選ぶのは、「医師に言われたから」「家族からすすめられて」ではありません。

主語は自分です。

さらにここでのポイントは、「明日からやめよう」ではなく、「今日からやめよう」もしくは「今から始めよう」と行動に移すことです。「ダイエットは明日から」と言っていては、いつまでたってもズルズルと痩せられないのと同じです。

アルコール依存症治療の現場で、初診時に家族や主治医から断酒をすすめられて、「わかった。では明日からやめます」という言葉をよく耳にしますが、こういった場合はたいてい「今夜は飲んで、明日からやめよう」という意志があらわれています。そして、翌日になると再び「明日から……」となり、決断がどんどん先延ばしになります。変わるのは「今」からなのです。

ポイント③　変化を持続するために必要なスキルと仲間

変化を持続させるためには、スキル（技術）が必要です。やみくもに取り組んでも結果にはコミットできません。依存症の治療でいうと認知行動療法であり、代表的な治療モデルに「リラプス・プリベンション・モデル」があります。

リラプス・プリベンション・モデルは、習慣を変容するプロセスのうち、メンテナンス段階を強化するための自己統制のプログラムです。このプログラムでは、自分の行動や習慣を変えようと試みている人に対して、どのように再発（リラプス）の問題に備え、それに対処すべきかを教えることが重要になります。

また、この治療モデルには2つの大きな目的があります。行動変容の取り組みが開始された後に最初の失敗（ラプス）が生じるのを防止することと、実際にラプスが生じた際に、それが本格的なリラプスへとエスカレートするのを防止することです。簡潔にいうと、リラプス・プリベンション・モデルはメンテナンス段階に焦点をあてた、リスク回避を中心に置いた認知行動療法なのです。

それはつまり、ストレスや再発（スリップ）のリスクに対して、自分がどう対処（コーピング）するか、という技術です。自分はどんなときに悪循環のパターンに陥っているか、どんなときにストレスが溜まりやすいかを可視化して、生活のなかでコーピングを実践していきます。

そしてこれらのスキルを実践するには、仲間の存在も必要です。ジムに入会して、専属トレーナーと一緒に減量に励むのと同じです。とくに同じ問題を持った仲間や、先行く仲間は伴走者として重要な存在です。ときには励まし、ときには切磋琢磨し、回復のためのモチベーション維持に大きく関わってきます。そもそも依存症はひとりではやめられないのですから。

ポイント④　メンテナンス

先述したように、依存症の回復はやめることではなく、やめ続けることです。酒や薬、セックスなどの依存する対象をやめれば終わりというわけではありません。とくに1年後、3年後、5年後、さらにその先に自分はどうなっているのか、どうなりたいのかをイメージすることも重要です。

その上で、自分が決めたルーティン、性依存症なら自分が決めた「性的回復計画（セクシュアルリカバリープラン）」を実行できているか、自分で定期的にモニタリングすることが問われるのです。このメンテナンスをいかに丁寧に行うかで、その後の長く続く回復というマラソンを安全に走り抜けられるかどうかが決まってくるといっても過言ではありません。

ただし、ひとりでこの4つすべてをこなしていくのは限界があります。そのためにも、自助グループの仲間や家族、専門家など、キーパーソンと呼ばれる他者の存在が依存症からの回復には欠かせないのです。

また医師や専門家は、どんな深刻なアクティングアウト（深刻な行動化）があっても、動揺せず、見守りつつ伴走するというスタンスで患者に愛のあるメッセージを伝え続けることが、長い治療のなかでは重要です。

依存症からの回復は「点」ではなく「線」です。ときには折れ曲がったり、らせん状になったり、歪曲することもあります。それを理解した上で、たとえ破滅的な行動に見えたとしても、本人にとってセックスは心にあるトラウマをいったん棚上げして生き延びていくための戦略だと理解することが重要です。

また、それまで「生きがい」だと思っていた強迫的性行動を手放すわけですから、その反動で自死すら考えることもあります。周囲が無理にやめることを強制すると、かえって逆効果になってしまうこともときにはあるでしょう。そのことを、キーパーソンとなる家族や関係者にはぜひ知っておいていただきたいと思います。

危険なセックスを繰り返す「メリット」とはなにか

Ｐ36で自我親和性について、「本人は『やめたい』と思っているし、周りから見ても痛々しく映るのに、それでもなお問題行動を繰り返してしまうのは、そこに『メリット』があるから」だと説明しました。ここではその「メリット」とはなにか、あらためて考えてみたいと思います。

依存症の治療には、原因論と目的論、双方からのアプローチが重要です。

原因論とは、「なぜその行為をしてしまうのか」と考えるものです。セックス依存症でいえば「なぜ不特定多数と性関係を持ってしまうのか？」という原因について考えることです。対する目的論では、「なぜ不特定多数と性関係を繰り返す必要があったのか」を考えます。

原因論から考えると、「過去に女性から傷つけられた経験があって、その復讐のためにやっている」など問題行動の理由づけに結びつきます。一方、目的論では「自分の心にある苦痛や不安を一時的にやわらげるために、不本意なセックスを繰り返している」と考えます。つまり目的論から考えると、「一時的に不安を棚上げできる」というメリットがあるからこそ、その行為に耽溺し、やめられなくなるということです。

当事者に話を聞くと、「セックスしているときだけは、自分が大切にされている感覚がある」とよく口にします。そしてセックス依存症から回復していくことは、その「大切にされている」という一時的な安心感を手放すことにもつながります。セックス依存症の人はセックスを手放すことで、失うものがあるのです。

とはいえ、やめてしまったら失うものがあるからといって、やめなくてもいいというわけではありません。不本意なセックスをし続けた結果、さらに悪循環にハマってしまうとやがて燃え尽き、最悪の場合、自殺を考えるなど命の危険が生じてしまうケースもあります。

理想的なのは、治療の過程において、セックスに耽溺していない「性的しらふ」の状態を維持しながら、仲間との分かち合いのなかで本質的な信頼関係を築くことです。そこでの仲間の温かさやつながりによって、これまでセックスでしか得られなかった安心感を得ていくのです。

もちろん、すぐに代替となるものを見つけられるわけではありませんが、回復のなかでは「仲間とのつながり」がひとつの重要なキーワードになっていきます。

第4章　依存症当事者に聞く自助グループの内側

——「底つき」から回復への道筋：ミラクルさん（仮名）の場合

第3章では、性依存症の治療についてのアプローチを取り上げました。

では、実際に当事者はどのような回復への道筋をたどるのでしょうか。

以前から私と親交があるセックス依存症の男性・ミラクルさん（仮名）に、これまでの経緯や回復へのストーリーをうかがいました。

ミラクルさん（仮名）
49歳、都内在住。数々の底つき体験を経て、薬物依存症、セックス依存症の回復のためにSCAにたどり着く。

匿名で自分の体験を伝えることに意味がある

斉藤　ミラクルさんとは、5年くらいのおつき合いになりますね。
ミラクル　そうですね。自助グループには、ある程度回復が進んでいる当事者が自分の体験を伝える「メッセージ」活動というものがあるんですが、私もこの活動の一環で榎本クリニックに月に一度、SCA（Sexual Compulsives Anonymous＝無名の性的強迫症者の集まり）のメンバーとしてうかがっています。

斉藤　クリニックの患者さんは、ミラクルさんのお話を聞いて「ＳＣＡではこんなふうに回復に取り組んでいるのか」と自助グループへの理解が深まり、実際にそれがきっかけでＳＣＡに通うようになる人もいます。

ミラクル　今回、私はＳＣＡのメンバーのひとりとしてお話しさせていただくわけですが、顔出しはせず、「ミラクル」というニックネームを使用しています。これはＳＣＡのアノニミティ（匿名性）の原則によるものです。ＳＣＡのメンバーとしてメディアなど公の場に出る際は、顔を出したり、本名を名乗ったりしないことが決められているんです。

斉藤　プライバシー保護の意味もありますし、ＳＣＡは「同等の立場の人間の集まり」という考えがベースにあるので、誰か特定の指導者や広告塔、インフルエンサーがいるわけではありません。ひとりひとりが無名（anonymous）にとどまることによって、ＳＣＡの集まりを個人による支配から免れさせるわけですね。

ゲイコミュニティに蔓延した危険ドラッグ「ゴメオ」

斉藤　ミラクルさんがＳＣＡにつながったのはいつですか？

ミラクル　２０１０年の冬ですね。最初は薬物依存症の自助グループ、ＮＡ（Narcotics Anonymous）に通っていたんです。私はゲイなので、ＮＡのなかでもセクシュアルマイノリティのためのミーティングに通っていました。

斉藤　セックスだけでなく、薬物の問題も抱えていたんですね。そもそもミラクルさんが薬物を使用するようになった経緯はなんだったんですか？

ミラクル　「ゴメオ[*1]（5-MeO-DIPT）」という薬物を使っていたんです。これは１９９０年代後半〜２０００年代初頭に出てきたもので、当時日本では合法で、ゲイコミュニティではセックスドラッグとして使われていました。

斉藤　ゴメオは２００５年に違法薬物に指定されて、今は使用も所持も禁止されているものですね。これはどんな作用があるんですか？

ミラクル　感度が上がる、いわゆる媚薬ですね。当時は筒みたいな容器に入ってて、末端価格２０００円から３０００円ぐらいで取引されていました。耳かき一杯ほどでぶっ飛ぶんです。

斉藤　たったそれだけでですか？

ミラクル　はい。水に溶いて、針のついてない注射器でお尻の穴から入れるんですけど、半日から一日ぐらいずーっと効いてるんですよね。似たようなものに「ＲＵＳＨ[*2]（ラッシュ）」がありますが、それは効果が数十秒ぐらいなので、私自身はハマることはありませんでした。

斉藤　当時は法には触れていなかったとはいえ、ドラッグを使うことに抵抗感や罪悪感はなかったのでしょうか？

ミラクル　ＲＵＳＨもそうですが、普通にゲイショップの店頭で売っていたので、あまり抵抗はありませんでした。でも最初に使ったときから理性が飛んだので、「ちょっとマズいかも」とは思いました。「クスリをやるのは、この人（当時の特定のセックスフレン

＊1―ゴメオディプト（5-MeO-DIPT）……幻覚作用のある合成麻薬の一種。感覚が鋭敏になる、多幸感が得られる、また性的興奮を刺激する作用があるとされる。一部では媚薬として流通していた。日本では２００５年に麻薬及び向精神薬取締法による規制の対象となり、現在は使用も所持も禁止されている。フォクシーとも呼ばれる

＊2―ＲＵＳＨ（ラッシュ）……亜硝酸エステルを主成分とする薬物。液体状で小さいガラスの小瓶に入っていて、黄色のビニールパッケージに赤字でＲＵＳＨと書かれたものが代表的。肛門括約筋を弛緩させる作用があり、男性の同性愛者がアナルセックスを円滑に行うために使用されることが多い

ド）とだけにしよう」と。
　しかし、周りでも流行っていたということもあって、徐々にその人以外ともゴメオを使ったセックスに溺れていきました。

斉藤　範囲が広がっていったんですね。

危険なセックスに耽溺、HIV陽性で依存症クリニックへ

ミラクル　ただ２００５年に違法になってからは、手元にあったゴメオを全部捨てました。たぶんそういう人も多かったはず。当時はクスリを使ったセックスをするセックスフレンドが何人かいたので、「代わりにこんなのあるけど使ってみる？」と誘われて使ったのが覚醒剤でした。
　覚醒剤は静脈注射なんですけど、自分にとってはゴメオほど効かなくて、「え、今なんか入れた？」というぐらいのごく薄い効き目でしたね。少しぽわ〜んとエロい気分になったくらいで、「こんなものか」「なんでこれが違法なの？」って感じでした。

斉藤　「シャブをやると短時間でキマる」みたいなイメージがあるんですけど、個人差があるんですね。

ミラクル　かなりあると思います。ただ自分は、「ゴメオを使ったあの快感をもう一度体験したい」という思いが募っていったんですよね。そのころには、私のなかではセックスとドラッグは切っても切れない関係になっていました。今思い返すと、「ドラッグなしではセックスできない」という感覚です。

斉藤　日常生活で覚醒剤やゴメオを使うことはありましたか？　仕事前にシャキッと、みたいな感じで。

ミラクル　自分はありませんでした。むしろ覚醒剤は、後からダルくなるからイヤだなっていう感じですね。違法薬物を使うのはセックスのときだけで、それは「快感を高めたい」「理性を吹き飛ばしたい」という期待感からくるものだったと思います。

斉藤　あくまでも薬物はセックスのときだけ、でもそれなしではセックスできない。

ミラクル　クスリを使ってセックスすると理性が吹っ飛ぶので、当然ながらコンドームも使わなくなる。いつの間にか、むしろ着けないでセックスすること、つまり安全でないセックスそのものに興奮を覚えるようになっていました。また、以前にはしなかったような複数の人との乱交をしたり、プレイ自体もどんどん過激になっていきました。

これは完全に普段の自分の理念とは反しています。自分でも「このまま危険なセックスを繰り返していたら、いつかＨＩＶに感染するだろうな」とわかっていました。

斎藤　そのあたりは冷静に考えていたのですね。

ミラクル　はい、まるで二重の自分がいるようでした。けれどなかなかやめられず、ついに２００６年、ＨＩＶに感染しました。そこで「もう絶対にクスリはやめよう」と決心し、とある依存症専門のクリニックにつながったのですが、仕事やプライベートでいろいろな事情があったため、自助グループには足を運べず、担当医の診察だけを受けていました。

再発後、薬物使用の現行犯逮捕で「底つき」

斎藤　クリニックに行って、すぐにクスリはやめられましたか？

ミラクル　半年ほどは断薬できていたのですが、それまでにつき合いのあった人たちから連絡がきて、「一度ぐらいなら」と再び覚醒剤に手を出し、それからどんどん元の状態に戻ってしまいました。

　今はＨＩＶ陽性者でも、抗ＨＩＶ薬によって治療して、血液中のＨＩＶ量が検出限界値未満のレベルに継続的に抑えられていれば、セックスによって他の人に感染させることはないということがわかっていますが、その当時は自分が相手にうつしてしまうんじゃないかという罪悪感もありました。

斉藤　スリップ（再発）してしまったんですね。そのときの頻度はどれくらいでしたか？

ミラクル　当時は仕事が忙しかったのとパートナーがいたこともあって、クスリを使ったセックスも月1～2回でしたね。ただ担当医にも「もう大丈夫です」と嘘をつくようになり、当初は月2回の通院がだんだんと間延びしてしまいました。そうしているうちに、2010年6月に違法薬物使用の現行犯で逮捕されました。

斉藤　大変でしたね……。

ミラクル　初犯なので実刑はくらわず執行猶予で済んだものの、逮捕されたことで仕事も生活もダメになりましたね。そこでもう観念して、薬物依存症の自助グループNAに足を運ぶようになったんです。

先ほどもお話ししたように、ゲイのセクマイ（セクシュアルマイノリティ）のグループに通うようになったのですが、そこでは「薬をやめること」に焦点が当てられていて、セックスについてはとくに触れられていませんでした。

ただ私個人としては、クスリによってぶっ飛んで、自分の理念に反した行いをしてしまうのが問題だと思っていた。本当はＨＩＶに感染したくないと思っていたし、クスリを使う前はちゃんとコンドームを使ってセーファーセックス[*3]をしてましたから。そこではじめて自分の問題の本質は、薬物ではなくセックス依存症にあるのだろうと思い、その冬ぐらいからSCAに通うようになったんです。

斉藤　そうすると、今考えると逮捕されたときがいわゆる「底つき」といえるのでしょうか？

ミラクル　そうですね。ただ、自助グループにつながってからも何度もスリップしていたので、底つきの体験はこの他にもあります。

「機能不全家族」と依存症の関係は？

斉藤　第2章の実例でもいくつか取り上げてきましたが、性依存症に苦しんでいる人のなかには、親の依存症問題や虐待、過保護・過干渉などの「機能不全家族」で育てられて、そのまま大人になった人が数多くいます。また、薬物やアルコール依存症の人にも機能不全家族、いわゆる崩壊家族で育った人は少なくありません。ミラクルさんの場合、ご自身の生い立ちと、ドラッグやセックス依存症との相関関係はあると思いますか？

ミラクル　私は自分自身の生い立ちが、依存症にそこまで大きく影響しているとは思っていないのですが、たしかに実家が機能不全家族かと問われたら、そうだったのかもしれない、という感じですね。というのも私の父はちょっと変わっていて、協調性がなく仕事が続かず、家にずっといるような人でした。そのため父が家事をして、代わりに母が外に働きに出て、一家の大黒柱となっていました。

父は一度自分が思い込んだら「絶対そうじゃないとダメ」とこだわりが強いタイプ。それは姉や私の子育てに関しても同じで、自分が「こう」と思ったら絶対。他の家とは一風変わった教育だったと思います。

斉藤　たとえばどんな教育方針があったんですか？

ミラクル　幼いころは牛乳をやたら飲まされたし（笑）、「子どもを外で遊ばせたい」と父が思ったら強制的に家から追い出されました。もう少し大きくなると、漢詩や万葉集を暗記させられたり、ピアノや英語と習い事もいろいろやらされましたね。8つ上の姉はかなり反発していたのですが、私はどれもすんなりこなせてしまう子どもでした。

＊3―セーファーセックス（safer sex）……ＨＩＶをはじめとする性感染症のリスクを下げるように配慮した性行為

父はキレやすく、両親のケンカもしょっちゅうで、そんな父に嫌気がさした母が私と姉を連れて家出したこともありました。

斉藤　子どものころはどんな子でした？

ミラクル　幼稚園のころは、身体が弱くて風邪を引いてばかりいたので、幼稚園に通うことができませんでした。小学校に上がっても、周囲になじめずいじめられっ子で、家では普通に食べられるのに給食がまったく食べられなかったり、片付けができなくて、学校の机の中にパンパンにゴミを詰め込んでいたりとか、すごく変わった子でした。

ただ勉強だけはできたんです。それで小学校2年生で転校したら「すごく勉強ができる優秀な子」と周囲の評価が変わって。その後は学級委員までするように、180度キャラが変わったんです（笑）。

セクシュアリティへの気づきと「性的嫌悪」

斉藤　いじめられっ子から学級委員に……ある種の大きな成功体験ですね。ご自身の性的指向には、いつごろ気づいたんですか？

ミラクル　比較的早かったと思います。小学校2～3年生ごろから仮面ライダーやウルトラマンに出てくる筋肉ムキムキのキャラに惹かれてましたね。そしてそんな彼らを見ておちんちんをいじったら、なんだかスッとする感じがすることもわかっていました。ただ当時は射精もしなかったし、親からは「おちんちんは触っちゃいけません」と言われていたので、「ああ、これは人前でやっちゃいけないことなんだな」とは思っていました。

　ただその後、射精するようになると、テレビで男の人の裸を見ると「出したい」と思うようになって。でも自分のパンツが汚れるのはイヤだし、とにかく恥ずかしかったので、家族の目を盗んでコソコソ洗ったり。とにかく性的なものに対しては、ネガティブなイメージとして自分のなかで刷り込まれていきました。

斉藤　「性的なことを汚いと思っていた」という性的嫌悪の話は、性依存症の当事者からもよく聞きます。

ミラクル　厳密には、性的なことは「汚くてネガティブ、だけど気持ちがいいもの」と思っていましたね。

　そして当時は「ゲイ」なんて言葉も知らなかったので、自分が男性に対して性的な感情を抱くことにも嫌悪感を覚えていました。周りの男子はみんな女子を見て騒いでるのに、自分はまったく興味がわかない。好みのタイプの教師やちょっとカッコいい同級生の男子を想像しながら、家でマスターベーションをしてる自分がイヤでイヤでたまらなかった。

当時住んでいたアパートには、いつも夕方になると新聞配達のお兄さんが来てたんです。トイレの窓がアパートの共用廊下に面していたので、毎日そのお兄さんが来るのをトイレに籠もって、ひたすら待っていました。そしてお兄さんの姿を見かけたら、すぐにその場でマスターベーションをする。当然誰にも言えないし、気持ちいいけど、ダメなことだと罪悪感もありました。

ゲイ雑誌やコミュニティと出会って自分を受け入れられた

斉藤　当時は、まだLGBTQ＋の概念も学校では教えられなかった時代ですよね。

ミラクル　そうなんです。「ホモ」「オカマ」という言葉が平気で使われてた時代ですから。そしてそんな自分が自分でもよくわからないから、辞書や事典でいろいろ調べても、あまりポジティブな情報にはたどり着けませんでしたね。中学生のときに親に内緒で一度、精神科に行ったこともあるんです。そこでは「一時的なものだから」と言われて、いつか治るのかなとも思っていました。

斉藤　いつごろから自分の性的指向を受け入れるようになったのですか？

ミラクル　大学に入ってからですね。はじめてゲイ雑誌を見て、「自分と同じ性的指向を持つ人がいるんだ」と知りました。それまでゲイというと「女装したオネエ言葉を使う男性」というイメージもあったのですが、私は筋肉質な男性が好きだし、別に女装をしたいわけでもない。雑誌を見てはじめて、男性を好きになる人は自分以外にもたくさんいるんだと知って、ようやく救われました。

やがて新宿二丁目に行ってゲイコミュニティに顔を出すようになってからは、実際に自分のセクシュアリティが受け入れられる体験も重ねていきました。

斉藤　両親にもカミングアウトをされましたか？

ミラクル　20歳ぐらいのころ、二丁目に行くようになってから打ち明けました。

父親は、中学ぐらいから私のほうが体格も大きくなって立場が逆転していたので、何も言いませんでした。先ほども話したように父は少し変わった人でしたし、母との関係が悪い時期もありました。私自身、父親には反発したこともありましたが、なんとか折り合いをつけてやってきたと思っています。そういった意味では、ひょっとしたら機能不全家族だったかもしれないけれど、あからさまなトラウマもないんですよね。

マスターベーションは意外とやめられる

斉藤　現在ミラクルさんは、SCAで決めたご自身の計画に沿った「性的しらふ（ソブラエティ）」を続けていらっしゃいますね。

ミラクル　はい。SCAでは、自分にとってなにがスリップになるのかをそれぞれが定義づけするのですが、私の場合は「パートナー以外とのセックス」をスリップとして掲げています。もちろんパートナーとのセックスはOKですし、マスターベーションに関しても、ほとんどしていいことにしてます。

斉藤　マスターベーションはSA（Sexaholics Anonymous＝無名の性依存症者の集まり）では「自分とのセックス」といって原則禁止されていますし、扱いが分かれるところですね。

クリニックに来る性依存症の方は性加害者が多いので、マスターベーションをどう扱っていくか、個別で話し合うときがあります。マスターベーションが引き金になる人には、基本的にやめてみる提案をしてますし、半年ほど自分で回復プログラムを実践したタイミングで、あらためてマスターベーションとのつき合い方について話し合います。

ミラクル　そこではみなさんどうしているんですか？

斉藤　「一切やめる」という人のほうが少数派なんですけど、やめ続ける人も一定数います。男性の場合、一般的には「マスターベーションをやめると精液が溜まって余計に加害欲求が加速する」という根拠のない言説があると思います。でも実際やめてみると、案外平気だったりする人が多い。マスターベーションをやめると、他の性的なスイッチも入りにくくなって、精神的にも安定した生活が送れるようになるというんですよね。

ミラクル　マスターベーションをしないことで、性的しらふが続く。

斉藤　まさにそうです。そして共通していえるのは、半年ぐらいマスターベーションをやめてから再開すると、以前よりも回数が増え、強迫的な自慰行為になりやすいんです。

ミラクル　そのリバウンドする感覚はわかりますね。私自身も睡眠時間を削って、翌日の仕事に支障が出るぐらいアダルトサイトで動画を漁っていた経験があります。ネットを見ていて「もっといいヌキどころがあるんじゃないか」と探しているうちに、どんどんやめられなくなってしまう。もちろんこれは性的なものに限らず、インターネットが持つ中毒性みたいなことかもしれませんが。

セクシュアルマイノリティや女性と自助グループ

斎藤　マスターベーション禁止派のＳＡと、容認派のＳＣＡ。またＳＡでは、基本的に配偶者以外とのセックスは禁止されています。自助グループによってソブラエティの定義が違うのは性依存症だけで、他の依存症、たとえばアルコール依存症なら断酒、薬物依存症なら断薬と、なにを「しらふ（ソブラエティ）」とするかの見解はほぼ統一されています。

ミラクル　日本のセックス依存症の自助グループはＳＡとＳＣＡですが、アメリカにはそれに加えてＳＡＡ（Sex Addicts Anonymous）やＳＲＡ（Sexual Recovery Anonymous）、ＳＬＡＡ（Sex and Love Addicts Anonymous）などがあって、マスターベーションを禁止しているのはＳＡだけですね。

　ＳＡでは配偶者以外とのセックスは禁止されていますが、そうなるとゲイやレズビアンなどのセクシュアルマイノリティは困ってしまう。同性婚がアメリカ全州で認められたのは２０１５年になってからだし、日本ではいまだ認められていません。

「配偶者以外とのセックスはダメ」と言われると、法的に結婚ができないゲイやレズビアンなどセクシュアルマイノリティはどうなるのか、という問題にぶち当たってしまうんです。

もちろんゲイのなかには完全禁欲を目指してＳＡに入る人もいますが、「配偶者以外とのセックスは禁止」というＳＡの考え方に反発して、アメリカで１９８２年に生まれたのがＳＣＡだったんです。

斉藤　婚姻制度やセクシュアルマイノリティの性とも密接に関わっていますね。

ミラクル　余談ですが、アルコール依存症の自助グループＡＡでは、当然アルコールが禁止されていますが、薬物依存症のＮＡでもアルコールは禁止なんですよ。どうやらアルコールも薬物の一種だと考えるようです。私がまだＮＡに通っていたころに、その事情を知らずにうっかり「今もお酒を飲んでいます」とミーティングで語ったとき、メンバーの間には不穏な空気が流れました（苦笑）。

斉藤　たしかに現在の日本には、ＮＡ以外には薬物依存症の自助グループは存在しないので、そのルールに従って断酒せざるをえませんよね。自助グループに行かないのであれば医療機関で治療に取り組む以外には、選択肢がない。

ミラクル　「ダルク（Drug Addiction Rehabilitation Center）」も一般によく知られていますが、こちらは民間のリハビリ施設で、入居者は入寮費などを支払いますし、自助グループとはまた立ち位置が違いますね。ダルクは医療・矯正施設と社会との中間施設とも呼ばれています。

斉藤　ＳＣＡには女性もいるのですか？

ミラクル　ＳＣＡは少ないですね。やっぱり「行きづらい」というイメージがあるのかもしれません。ただＳＡには女性だけのクローズドのミーティングがあるようだし、セックスではなく恋愛依存のＬＡＡ（Love Addicts Anonymous）には女性も多いと聞いています。いかに多くの人に門戸を開いていくかに関しては、今後の課題だと思っています。

「12のステップ」への取り組み方

斉藤　実際にミラクルさんも、ＳＣＡのプログラムにある「12のステップ」（Ｐ95）に沿って回復を進めてこられたんですか？

ミラクル　「12のステップ」については、実は紆余曲折があるんです。というのも、私がＳＣＡに行ったばかりのときは、「12のステップ」を行っている人が見当たらなかったたんですよね。

斉藤　自助グループといえども、すべてのところで「12のステップ」を行っているとは限らないんですね。

ミラクル　そうですね。当時はとにかく自分のことを正直に話すことに重点が置かれていました。三度の飯よりミーティング、みたいな。もちろん、正直に話すことはそれなりに効果的です。しかし、どうしてもそのうちに慣れてしまって、ミーティングも形骸化してしまうんです。

そこで、同時期に入った人と一緒に「どこかで体系的に『12のステップ』を学べるところがないかな」と探していたときに、「ＲＤデイケアセンター」という施設にたどり着いたんです。

斉藤　ＲＤは「リカバリー・ダイナミクス」の略で、ＡＡの「12のステップ」を深く理解して実践するために、依存症回復支援施設用に作られたプログラムですね。もともとはアメリカでアルコール依存症者のジョー・マキューという人が１９７７年ごろに考案して、日本ではＲＤデイケアセンター初代施設長の城間勇さんが広められました。

城間さんご自身もアルコール依存症の当事者ですし、私も現在、大船榎本クリニック（神奈川県鎌倉市）で勤務するなかで、ＲＤＰ横浜にいらっしゃる城間さんと連絡し合うことがときどきあります。非常に情熱的に依存症の回復プログラムや施設運営に長年取り組まれています。

ミラクル　RDを行っているのは施設なので、自助グループとは違うのですが、更生医療となれば減免されるので費用負担も少ないですね。もちろんそこにはセックス依存症だけでなく、アルコールやギャンブル、薬物など他の依存症の方もいます。私はRDで学んだことをセックス依存症の場合に置き換えて作業していました。

斉藤　「12のステップ」では、第一に自分が依存症であり、無力（パワーレス）であることを認めるところから始まりますね。そして自分を超えた大きな力、ハイヤーパワーが健康な心に戻してくれることを信じる、これが次のステップです。

ミラクル　まずは自分が依存症であることを認め、でも回復できると信じることからスタートする。これ自体がかなりしんどい作業です。

斉藤　そしてそれができたら、ステップ3の「お任せ」ですね。自分の意志と生き方をハイヤーパワーに委ねる。さらにステップを進めていくと、今度は自分自身の「棚卸し」をして、迷惑をかけてきた人を表に書き出していく作業もあります。「埋め合わせ」では、直接会って謝罪をしたり、場合によってはすでに亡くなった人の墓前で謝罪をすることもあると聞きました。

依存症者同士の恋愛は共倒れになりやすい

ミラクル　この「12のステップ」を真剣に行っていけば、おのずと生き方も変わってくるわけですが、さすがにひとりではできないので、「スポンサー」という仲間を作って実践していきます。

斉藤　先行く仲間ですね。

回復にはスポンサー選びも重要ですよね。一緒にミーティングを行っている人のなかから、自分で「スポンサーになってください」とお願いする感じでしょうか。

ミラクル　はい。スポンサーは、「自分はこうやってきたけど」と提案はするけど、アドバイスや指導をしないというのが原則です。私もRDの施設ではスポンサーがいたんですが、その人はアルコール依存症のヘテロセクシュアル（異性愛者）の男性でした。

厳密にはスポンサーなら、自分と同じセックス依存症の人がいいでしょうし、彼はゲイではないので、私の話をすべて理解できるわけではないのですが、まあそのあたりは厳しく条件を設定しすぎてもキリがない。スポンサーになってくれた男性も、ご自身の性について問題を抱えていると認めていたので、「スポンサーになってください」とお願いしました。

ただし、同じ依存症を抱えているからといって、異性をスポンサーに選ぶことはおすすめできません。

斉藤　回復途上の当事者同士が恋愛関係に陥ると、共倒れになるともいわれています。これは性依存症に限らず、他の依存症でもいえることです。実際に私が見てきたアルコール依存症の患者さんも、デイケアや自助グループで知り合った当事者の男女がつき合うようになって、やがてふたりで飲み始めるようになったんです。

もともと男性のほうには内臓疾患があったのか、ある日、飲みすぎて亡くなってしまったということもありました。この共倒れについては、当事者の間で「13のステップ」「死のステップ」と恐れられています。

ミラクル　それは恐い……。ゲイの場合、異性の定義が難しいのですが、自分の場合はヘテロの男性には恋愛感情を持たないし、スポンサーが男性であってもなんら支障はありませんでした。

斉藤　スポンサーとは、普段の生活ではどのように関わっていたのですか？　スリップしそうになると電話やメールをする、ということもありましたか？

ミラクル　やり方はスポンサーそれぞれですが、当時の私の場合は、その人に「棚卸し」

について聞いてもらいました。

斉藤　RDではどれぐらいの期間で「12のステップ」を習得するのでしょう？

ミラクル　1か月かけて「12のステップ」を28回のセッションで一巡して、それを3クール繰り返しました。本来、この「12のステップ」は自助グループでやるべきものなので、私のときも「ちゃんと持ち帰ってくださいね」と言われました。

斉藤　RDで「12のステップ」を学んで、SCAにフィードバックするということですね。実際のところ、「12のステップ」を身につけているメンバーはとても少ない状況ですから、ミラクルさんの存在はとても貴重ですね。

ミラクル　最初はグループでも反発の声はありましたが、「12のステップ」はセックス依存症に限らず、さまざまな依存症の自助グループの原理なので、実践するようにしています。自助グループも、やっていくうちに自分たちでアップデートを重ねていくので、「ただ通えば治るんだろう」と受け身でいるよりも、積極的に回復のために行動を起こすことが求められている気がします。

回復への道筋「セクシュアルリカバリープラン」

斉藤　話を自助グループ（ＳＣＡ）に戻します。ＳＣＡでは回復にあたって、「セクシュアルリカバリープラン[*4]（性的回復計画）」を書くといいますね。

ミラクル　これはいわゆる性行動を変える指針ですね。実際に文章に書いて、メンバーと共有するんです。ＳＣＡでは自分の性的しらふは自分自身で定義するといわれているので、各人がやめたいと思う問題行動、スリップしそうな時間帯やタイミングなどを書き出します。

斉藤　人によってスリップするトリガー（引き金）はさまざまですからね。ミラクルさんはどのようなセクシュアルリカバリープランを書いていらっしゃいますか？

ミラクル　基本的に私は「パートナー以外とのセックスはしない」、マスターベーションに問題があると思ったときは「マスターベーションは10分間だけにする」などですね。ただ以前は「薬物を使ってセックスしない」ことを目標にした時期もあるし、リカバリープランはその時期によって変わることもあります。

斉藤　自分の回復の状況に応じて、ある程度の柔軟性は必要ですよね。

ミラクル　もちろん行き当たりばったりで変えるのは良くないので、必ずスポンサーに相

談します。またマスターベーションの問題もかなり繊細なので、

①かける時間やどんなふうにやるか

②ファンタジーになにを使うか

と大きく2つに分けて考えたりもしています。

あとリカバリープランを作る上では、トリガーと向き合うことも大切ですね。アルコール依存症では「最初の一杯に手を出したらいけない」と言われますが、セックス依存症の場合、「最初の一杯」ってなにかがハッキリしない。

斉藤　とくにSCAでは、ソブラエティの定義が個人に委ねられているゆえの難しさですよね。

ミラクル　私の場合、ガラケーからスマホに変えたタイミングで、「みんな使ってるし」と軽い気持ちで出会い系アプリをインストールしたら、そこからズルズルと見事にスリッ

＊4―セクシュアルリカバリープラン（性的回復計画）……自分の性行動を変えるための指針となる文書。「やめたいと思っている問題行動」「最もしたくなる時間帯や場所、人物」「これからの生活に取り入れたい望ましい習慣や物事」の3つをフォーマットに沿って書き出し、メンバーと共有したり、定期的にチェックしたりする

プしてしまいました。

斉藤　アプリがトリガーになったということですか。日常生活のなんでもないようなことも問題行動を誘発する原因になりえますよね。

ミラクル　それを知らないでいると、「これくらいなら大丈夫でしょ」と言いながら、最終的に問題行動を引き起こしてしまう。だから自分にとって出会い系アプリは「最初の一杯」だと定義して、二度とそこに手を出さないと決めました。人によってはスリップしやすい時間帯があったり、トリガーは日常の思わぬところにある。その意味でも、自分にとってなにがトリガーになったのかを知ることはとても大事です。

性加害者が自らの体験を語ることの難しさ

斉藤　少し話が変わりますが、自助グループでは自分の体験や回復のストーリーをたくさんの人の前で話す機会もありますよね。

ミラクル　はい。いわゆる「オープンスピーカーズミーティング」ですね。

斉藤　その際、たとえば痴漢や盗撮、小児性犯罪やレイプなどの性加害を行った依存症者が自分の体験を自助グループで話すことの難しさがあると思うんです。「私はレイプをやめて3年です」「私の問題行動は子どもへの性加害でした」という体験を語る際、社会の側が加害行為を含む体験談に耳を貸すことができるかというのは、非常にセンシティブな課題です。その難しさについて、ミラクルさんはどうお考えですか？

ミラクル　違法薬物でもその難しさは同じですよね。法を犯しているのでＮＡでもあまり堂々とは言えないですね。とくに性が絡むとなおさらです。

ペドフィリア（小児性愛障害）の場合、被害者に配慮することはもちろんですが、実際に会場に来ている人のなかにも、幼いころに性被害に遭ったことでセックス依存症に陥ってしまった人がいるかもしれない。一緒にＳＣＡに参加している当事者をも傷つける可能性すらあります。おそらくそこが一番頭を悩ませるところでしょう。

斉藤　まさしく。

ミラクル　セックス依存症も薬物依存症も、なにかと世間からの風当たりが強いですよね。薬物や痴漢は「スリップ＝犯罪」となるし、とくに痴漢は新たな被害者を生み出してしまう。だから「もう自分はスリップしないんだ」という確固たる自信のもとに発信することが非常に難しい。タレントの田代まさしさんのようにメディアで自らの体験を語っていた人でも、なにかのきっかけでスリップしてしまうこともありますから。

斉藤　今も薬物依存症については、清原和博さんや高知東生さんといった著名人がその深刻さを啓蒙していますが、セックス依存症の場合、そういったイメージができないんですよね。

ミラクル　性、セックスってとてもプライベートでデリケートなことだから、個人が特定されてしまうのはどうしても抵抗ありますよね。ただ、自分が過去に犯してきた罪や、人を傷つけたことに対して「やりました」とはなかなか言えないけれど、「そこから回復しているんだよ」ということを示すことはとても重要だと思うんです。

「セックス依存症から回復して、今は幸せな家庭を築いています」という人ならば、その回復の過程は見せていってもいいのではないかなと思います。そのあたりを受け入れないと、いつまでたってもどんな回復の手段があるかが社会に伝わらない。被害者の方には十分配慮しながらも、個人的には実名を伏せたレベルならどんどん発信してもいいと思います。

斉藤　性依存症に対して広く世間の理解が進むことで、当事者たちが回復しやすい土壌が作られていくのだと思っています。しかし一方で、それを実践するには課題や障壁がたくさんあるな、とも痛感しています。

ミラクル　実際のところ、セックス依存症は犯罪にならないケースが多いので、そのレベルから広まっていくのが良いかもしれませんね。たとえばマスターベーションがやめられない、風俗通いがやめられないなど、ときにスリップしてしまうかもしれないけど、被害者は生まれない。そのあたりを勇気を出して発信できる人が増えていけばいいですよね。

斉藤　ミラクルさんにこうやって出ていただけることで背中を押される人もいると思います。とても感謝しています。

ミラクル　それならとても嬉しいですね。

自分の性欲を認め、性欲に振り回されない

斉藤　最後におうかがいしたいのが、ミラクルさんの思う性依存症からの回復のイメージについてです。「こんなふうな自分になったら回復している」と思い描くイメージはありますか？

ミラクル　言葉にすると難しいのですが、あえて言うと「あまりガツガツしていない感じ」でしょうか。

斉藤　ガツガツしない。

ミラクル　いわゆる「仙人」みたいな。どうにかして人の上に立ってやろうとは一切考え

ず、自分のこだわりもなく、欲望も意志も「お任せ」して受け入れていく。それが回復のイメージですかね。

人間って、自分の意思や欲求や本能だけに従って生きていくと、どうしても苦しくなって行き詰まってしまうと思うんです。そして、その苦しみから逃れるためになにかに依存して、生活が破綻してしまうこともある。逆に、自分の欲望をいったん手放して、ちょっと大きな、というかより高い次元の存在に対して「お任せ」できるようになると、そういった苦しみから逃れられるのかなと思うんです。

斉藤　より高い次元、いわゆる「ハイヤーパワー」ですね。

ミラクル　「12のステップ」をはじめて見た人は、「神」とか「ハイヤーパワー」という言葉にギョッとする人もいるかもしれません。人によっては抵抗感を抱くこともあるでしょう。しかし、これはなにも特定の神様ではないということは、すでに本書にもあるとおりです。

斉藤　たしかに回復していった多くの人を見ると、パワーゲームから降りている雰囲気がすごくあります。角が取れているというか、悟っているというか。禁欲というのともまた違いますよね。

ミラクル　いろんなものを適度に楽しんで生活するのは、決して悪いことじゃないと思うんです。セックスもそう。性欲があることは、良いことでも悪いことでもない。性欲が自分の中に存在すること、それ自体は認めながらも、そこに振り回されないことが大事ですよね。

「自分は絶対にこうしたい！」みたいな、そういう刹那的な欲望に縛られてばかりいると苦しくなるので、そのへんを手放して「そこそこ」「ほどほど」に楽しめたら、もっと楽に生きられるんじゃないかと思います。

セックスレスとの向き合い方

斉藤　ただ、性欲を手放してしまうと、今度はセックスレスの問題も浮上してくるのではないでしょうか？

ミラクル　個人的には、当人同士が悩んでいないのなら、セックスレスになってもいいと思うんです。私は今、つき合って3年になるパートナーがいるんですけど、出会ってから2回しかセックスしたことないんですよ。

というのも自分にとって、愛情や温かさやぬくもりと、性的興奮はまったく別物になってしまったんです。愛情を感じてしまうと性的に興奮しないし、勃たない。だからつき合い始めはセックスできても、すぐにできなくなっちゃうんです。

今のパートナーには、私の依存症の問題を最初から正直に話しました。愛情と性的興奮が別物になってしまったことも。実際には穏やかなレス状態で、一緒にお風呂に入ったり、キスやハグや抱き合ったりと密なスキンシップでお互いに満たされているんです。

斉藤　性欲そのものの存在は認めながらも、自分の欲望や本能は手放している。ミラクルさんの回復のストーリーに勇気づけられる人も多いはずです。

ミラクル　私自身はまだまだです（笑）。お酒が自由に飲める国ではアルコール依存症の人が多くなるように、性に関する情報が溢れた今の日本では、私のようにセックス依存症に陥ってしまう人が少なくないと思うんです。とくにゲイコミュニティや性風俗業界にいて、セックスが身近だったりカジュアルにできてしまう環境にいる人は、なおさらだと思います。

そういった意味でも、当事者として自分の回復の物語を伝えることで、セックス依存症への理解が広がればと願っています。

第5章

性依存症の背景にある社会問題

――性欲原因論、男尊女卑、性教育とアダルトコンテンツ本書はここまで、性依存症者の実例や具体的な症状を通じて、彼らの心の内にあるトラウマや社会背景を探ってきました。また治療や回復プログラムについても、医療や自助グループによるアプローチを紹介しました。

ここまで読み進めてきた方のなかには、本書を手に取る前と今では、性依存症に対するイメージの変化が生まれたはずです。はじめは「性依存症者はモンスター」「性欲の強すぎる変態」と思っていた方もいるかもしれません。しかし、これは個人の性欲の問題ではなく、生い立ちや家庭や親との関わり、さらには社会構造の問題であることにすでに気づいているはずです。

「男性は性欲がコントロールできない生き物」は間違い

第1章でも述べましたが、不特定多数の女性と性関係を持つ男性の話が出てくると、いまだに「男性の性欲はコントロールできないから……」と擁護するような「性欲原因論」に基づいた話が公然と議題に挙がります。「男の性欲は抑えられないもの」「コントロール不能な男の性欲が溜まりに溜まって、暴走してしまった」とあたかも問題行動を正当化するようなロジックが、性犯罪事件から有名人の不倫報道まで多くの場面で登場します。

しかし考えてみてください。本当に男性の性欲がコントロールできなかったら会社で仕事になりませんし、たいていの人は公衆の面前でセックスしません。これまで私は2000人以上の性依存症者の治療に関わってきましたが、性欲が強すぎて抑制できないという人は本当にごく少数でした。

本書でも数々の実例とともに追ってきたように、歪んだ承認欲求、トラウマの自己治療、一時的なストレス解消、周囲へのSOS……さまざまな要因が絡み合った結果としての強迫的性行動が性依存症の本質といえます。

また痴漢などの性犯罪についても、性欲を満たす目的ではないケースも非常に多くあります。私が治療で関わった当事者の半数以上は、痴漢の行為中に勃起していませんし、痴漢の行為を終えた後でも射精をしていません。もちろんこれだけで男性の性欲をはかることはできませんが、勃起と射精は重要な要素です。

性犯罪である痴漢の場合も、その動機は必ずしも性欲からではなく、それ以外のストレス解消や達成感や支配的欲求、優越感を満たすために行為に及んでいることについては、著書『男が痴漢になる理由』(イースト・プレス)で詳しく論じています。

日本は「男尊女卑依存症」社会

達成感や支配的欲求、優越感、女性を性のはけ口やモノ以下とみなす……これらの傾向は、性依存症の人にも多く見られる共通点です。そもそも彼らのなかには、セックスそのものが好きなのではなく、支配的な関係性、ねじれた承認欲求、偽りの自己肯定感、いじめと共通する優越感や所有欲から、繰り返し不特定多数と性関係を持ってしまう人も多く見られます。

とくに男性が陥る性依存症の背景には、日本にいまだ色濃く残る男尊女卑的な価値観が根強く影響していると私は考えています。

「たくさんの女性とセックスしているほうが男として偉い」
「街でナンパしてセックスしなければ、男がすたる」
「据え膳食わぬは男の恥」

こういった価値観のもと、問題行動を堂々と行えたほうが「より男らしい」とみなされることがいまだにあります。そんな彼らの考えの根底にあるのは、性欲ではなく「男尊女卑」という認知の歪みです。冒頭で挙げたお笑い芸人も、セックス依存症なのかはわかりませんが、不特定多数の女性との性行為で繰り返し見せた男尊女卑的なふるまいには、非常に違和感が残ります。

男尊女卑の考えは、なにも男性だけに内在するものではありません。女性側にも根深く内面化されています。

性犯罪者はしばしば、「自分がやったことで、相手を女として見てやったんだ」などと自分の行為を正当化する発言をします。これは明らかな認知の歪みです。

そして、被害者側からしたらとんでもない話ですが、性被害に遭った女性のなかにも「男性の性欲は抑えられないもの」「性被害に遭ったのは、自分にも落ち度があったからなんだ」など、「自分になにか非があったんじゃないか」と自責してしまう人が多くいるのです。このように被害者が自責してしまう風潮は、加害者の責任を性欲の問題に矮小化してしまいますし、加害者にとってはこの上なく都合の良いものでもあります。

そして「自分が悪かったんだ」という自責の念から、性被害に遭った女性が自暴自棄になって自傷行為的に不特定多数と性関係を持ち、やがて性依存症に陥ってしまうことは、第2章の実例②でも見てきたとおりです。

繰り返しになりますが、性依存症は性欲の問題ではありません。そしてその根底には「男尊女卑」という古い価値観が横たわっているようにも思えてなりません。

これは私の造語ですが、みなが気づかないうちに「男尊女卑依存症」に陥っているのです。性依存症は男尊女卑社会の悪しき産物です。そして私たちひとりひとりがこの歪んだ価値観を認識して、勇気を持って手放さない限り、性依存症から解放されることはないと思っています。

求められるのは家庭での性教育

男尊女卑の価値観がどこで最初にインストールされるかと考えると、やはり行き着くのが「家庭」です。子どものころから家庭のなかで植えつけられた「男はこうあるべき」「女はこうあるべき」という教えは、「男尊女卑の種」として学校で芽を出して、メディアから水を与えられ、大学を卒業するころには社会によって花開きます。とくに、家庭内では同性の親からジェンダーバイアスを植えつけられるケースが多いと感じています。そのことに親は自覚的になるべきです。

男尊女卑の価値観だけでなく、性に対する刷り込みも家庭でなされます。前にも触れましたが、親が性を「汚いもの」とみなす家庭での過剰な刷り込みが、性的嫌悪を誘発し、さまざまな性依存症の遠因となります。

この性的嫌悪は、とくに家庭内の性教育の欠如や誤学習によって引き起こされるものです。親が性に対して極端に潔癖で、それを「汚いもの」「恥ずかしい行為」とラベリングし、その親の態度や価値観が子どもに連鎖していく光景を、加害者臨床の現場ではたびたびエピソードとして耳にしてきました。

以前、性的嫌悪が強い家庭で育った盗撮の当事者に、風俗に行った経験の有無を尋ねたところ、「風俗は汚くて行きたくない」と答えました。私としては、犯罪である盗撮のほうがよっぽど恥ずべき行為だと思うのですが、彼の価値観のなかでは明確に分離されています。このような「風俗は汚いもの」発言は、性依存症の治療の現場ではよく出てきます。

少し話がそれましたが、性教育と聞くと、一般の人はセックスや生殖器、生理のことを連想し、それについてはどうしても口が重くなりがちです。「そのうち学校でも教えてくれるだろう」「そんなものは自然と覚える」と思っている人もいるかもしれません。

しかし今の日本の学校の保健体育の授業では、月経や射精などの第二次性徴期や身体の器官については触れますが、受精のしくみや性行為についてはほとんど取り扱っていません。

2018年には、東京都足立区の中学校が「性交」「避妊」といった言葉を使って授業をしたことを都議が「不適切な性教育」と問題視して波紋を広げるなど、反対派も根強くいます。ピルや避妊、LGBTQ＋など性の多様性まで積極的に教える海外の性教育事情に比べて、日本はかなり遅れているのが現状です。

学校や親がことさらに教えなくても、子どもたちは性の知識を友達との会話や交際相手から「自然と」得ることもあるでしょう。しかしその知識のもととなる情報がどこからくるかと考えると、たいていはアダルトビデオやネットの動画コンテンツです。

当然ながらそれらは、主に異性愛者の成人男性の興奮を喚起するために作られているので、その大部分は妄想やファンタジーです。内容がきわどいだけでなく、極めて暴力的な内容や女性をモノのように扱うものも含まれています。

また、暴力的とまで言えないにせよ、プレイそのものが男性のひとりよがりな快楽に終始している場合も多々あります。これらのアダルトコンテンツを、まだ正しい知識のない子どもが教科書代わりに手にすると、フィクションと現実をごっちゃにして、歪んだ価値観が醸成されてしまいます。

父親が性について子どもに語る言葉を持っていない

また、父親と母親では、性教育に関わる「格差」があるようにも思えます。

私の母親は看護師ですが、日ごろから「避妊はしっかりしなさいよ！」「コンドームをつけない男は最低！」と家庭内でもざっくばらんに話してくれる人でした。また他の家庭でも、母親が年ごろの娘に対して生理用品の扱い方を教えるなど、母親が性教育に携わる機会は少なくありません。

しかし日本の父親は、性について子どもと語る言語やボキャブラリーを持ち合わせていません。自分自身が父親から性についてなにも聞いたことのないまま、大人になった男性も多いと思います。

私もそのひとりです。小学生のふたりの男児、そしてひとりの女児と3人の子どもを持つ父親なのですが、やはり日々の生活では「父親として、性についてどう伝えていこうか」と立ち止まることが往々にしてあります。

これはつい先日のこと。上の息子がお気に入りの振動するハムスターのおもちゃがあるのですが、彼がそれを股間に当てて「パパ、なんでこうすると気持ちいいの？」と聞いてきたのです。もちろん彼は、それを性的なことと思ったわけではなく、純粋な質問として私に投げかけてきたのですが、いざ息子からそう問われると、私も答えに窮してしまいました。

我が家ではまだ子どもにはスマホは与えていませんが、子どもたちはタブレットでさかんにYouTubeを見ています。もちろん保護者による使用制限もしていますが、彼らもあと何年もしないうちにスマホを使うでしょうし、おのずとさまざまな情報やコンテンツに触れることになります。

私自身は、やみくもに「ダメ」と禁止するのではなく、アダルトコンテンツはそのリスクを含めて正しく知ることで、ゆくゆくは子ども自身が「見る・見ない」の判断ができるようになればと考えています。自分自身で情報を選択する力を身につけていってほしいのです。

いくら大人とはいえ、自分が教わったことのないものは子どもに正しく教えられません。今の30代から50代の子育て世代も、子どものときに親からきちんと性について教えてもらったことがない人がほとんどです。

しかし、正しい性の情報を学ぶのに年齢は関係ありません。子どもたちのためにも、大人は「性にまつわることは恥ずかしいこと」という考えを超えて、自らの性知識を正しくアップデートさせることが喫緊の課題なのです。今、最も性教育が必要なのは私も含めた親世代なのかもしれません。

アダルトコンテンツと性依存症

性教育について考えるとき、避けて通れないのがアダルトビデオ（ＡＶ）をはじめとするアダルトコンテンツです。

もちろんＡＶを見ているすべての人が性犯罪に走ったり、性依存症になるわけではありません。それこそ、凌辱ドラマやレイプもののＡＶが好きな人がみなレイプ魔になったら大変です。

しかし、性依存症の臨床家として２０００人を超える当事者から数多くの話を聞いている身としては、彼らはアダルトコンテンツの影響を多分に受けている、という点も指摘せざるをえません。

これは『男が痴漢になる理由』でも挙げていて、やや古いデータなのですが、１９９7～98年に実施された警察庁科学警察研究所の調査によると、強姦や強制わいせつの容疑で逮捕された５５３人のうち、33・５％が「ＡＶを見て自分も同じことをしてみたかった」と回答しています。20歳未満の少年に限れば、その割合は5割近くにもなったそうです（『西日本新聞』２０１５年11月16日）。

過去に私が担当した性犯罪者のなかには、「女性の学生服を精液で汚すことがやめられない」という性嗜好の人がいました。治療の過程で彼に詳しく話を聞いたのですが、彼は中学生のときに生まれてはじめて見たＡＶで、セーラー服のスカートに射精をするシーンに激しく衝撃を受けたことが明らかになりました。当時の体験について「脳内を電撃が走ったようだ」と述べています。しかもその映像では、スカートを汚された女子生徒は満面の笑みを浮かべ、喜んでいたそうです。

そのとき彼は、「スカートに射精されて喜ぶ女もいるんだ！」という発見をしました。この後、同じ映像を繰り返し視聴しながら学生時代は夜な夜な自慰行為に耽っていたといいます。彼は「あの映像がなかったら、こういう性嗜好は持ってなかったかもしれない」とも語っていました。

もちろん彼の犯してしまった行動をすべてＡＶのせいにするわけではありません。しかし制服に射精をして、さらにその行為に女性が喜ぶという映像を繰り返し見たことで、彼のなかでは知らず知らずのうちに認知の歪みの基盤が醸成され、結果的に性犯罪を引き起こしてしまったのは紛れもない事実です。彼は同様の行為で20代ではじめて逮捕され、その後もやめることができず複数回、刑務所に行っています。

また、私の著書『「小児性愛」という病 それは、愛ではない』（ブックマン社）の巻末で対談した小児性愛障害当事者のケンタロウさんは、学生時代に本屋で立ち読みした成人男性が男児を性虐待する漫画に衝撃を受け、「これが私の生きる道だ」と確信したそうです。その後、実際に男児への性加害を繰り返すようになっています。これらの事実に、我々はしっかりと向き合うべきだと思います。

「AVはフィクション」だとちゃんと伝える

とくに今は、本来アダルトコンテンツを見てもいい年齢になる前から、子どもたちがインターネットなどで刺激的な映像を目にする機会が増えています。性への知識が不足しているうちに、フィクションをフィクションと見分けることができないまま、鵜呑みにして誤学習してしまうことは想像に難くありません。

もちろんすべてのＡＶが暴力的な内容というわけではなく、なかには男女の性行為を情緒豊かに描いた作品もあります。また最近では、ＡＶ関係者自らもさまざまなメディアを通して「ＡＶはフィクションだ」と語るようになってきました。第６章で対談しているＡＶ男優の森林原人さんもそのひとりです。「ＡＶはプロが行うフィクションなのだから、現実ではマネしてはならない」と出演者自身が啓蒙し、一般にもそういった意識が浸透してきているのは、とても良い兆候だと思います。

ここでも重要になるのは、家庭での性教育です。親から子に「ＡＶを見るのは悪いことじゃないけど、あれはあくまでもフィクションなんだよ」と生の言葉で明確に伝えることは、メディアによる啓蒙以上に強い影響力を持つはずです。とくに、同性の親からの体験談を交えたアドバイスは大きな効果があると思います。

ちなみに日本よりも性教育の進んだニュージーランドでは、２０２０年に政府主導のキャンペーン“Keep It Real Online”で「ＡＶと現実のセックスは違う」と啓蒙する動画を制作しています。

動画では、全裸のポルノ女優と男優が閑静な住宅街を訪れ、ひとりの母親の目の前に登場します。どうやら彼らは、この家に住む男子小学生がオンラインでアダルトコンテンツを見ていることを知ってやってきたのです。

そこでポルノ俳優らは「ＡＶでは相手に同意を得ることなくセックスしちゃう」「現実では決してそんなことはないけどね」など、ＡＶには演出があることを明らかにしています。

そして母親は、当然ながら自分の息子がアダルトコンテンツを見ていたことに動揺を隠しきれていませんが、「そろそろＡＶと現実のセックスは違うことを話し合わなきゃね」と理解を示すのです。また最後の“No judgement!”というセリフも重要なポイントです。これは「アダルトコンテンツを見たことに対して、良いか悪いかの判断はしない」という意味で、決して息子の行為を責めたり、咎めたりしないという姿勢のあらわれです。

これは第2章の実例⑧でも触れたことですが、とくに思春期に自らの性的な行為を親からことさらに咎められることで、性をタブー視したり汚いものと捉えるなど、過剰な性的嫌悪を引き起こす危険性もあるからです。

男女の性行為だけでなく、ＡＶやアダルトコンテンツとのつき合い方も含めて家庭内の性教育が十分に行われない限り、「セックスは恥ずべきことでいやらしいもの」という歪んだ認識がなくなることはないのです。

そもそも私たちがこの世に存在するのは、その多くが両親がお互いに愛し合い、さらに性的興奮や衝動が背景にあったからこそです。性行為自体を恥ずべきこととして学習してしまうことは、そんな「恥ずかしい行為をしてできた子ども」という価値観にもつながりかねないため、見直す必要があると考えています。

加害者臨床の場でも問われる「性的同意」の重要性

アダルトコンテンツの取り扱い方と同様に、家庭内で親から子に伝えておくべきことは、「性的同意（セクシュアル・コンセント）」の概念です。ここでは、過去に私が担当した小学校高学年の男子のケースを紹介します。

小学校高学年・A君のケース

都内の小学校に通うA君は、クラスメイトのBさんと互いに好意を抱いていた。ふたりが一緒に下校したり、お互いの家に行く仲睦まじい様子はたびたび周囲にも目撃されていたという。

やがて学校の休み時間や放課後には、彼らは人気《ひとけ》のない教室でふたりきりで過ごす時間が増え、次第にA君はBさんの胸を触ったり、下着に手を入れたり、性器に指を入れたりするようになった。それに対してBさんはとくになにも言わなかったため、A君はその行為を日常的に繰り返した。

しかしある日、彼の自宅を警察が訪れた。A君に繰り返し触られることに悩んだBさんが親に相談し、被害届が提出されたのだ。

その後、彼は少年鑑別所に送られ、家庭裁判所の審判までの時間を、通院を継続しながら過ごしている。

取り調べの際、A君はしばらく「なんでこんな大騒ぎになったのかわからない」と繰り返し語っていたそうです。そして、「男の人が女の人を触るのはYouTubeで知ったので、それをマネしてみた。動画では続けているうちに女性が気持ちよさそうにしていた。Bさんはなにも言わなかったから、嫌がっているとは全然思わなかった」とも話しています。彼は「性的同意」という概念が存在することすら、もちろん知りませんでした。

性的同意とは、性的な行為をする際、あいまいにせずにお互いの意思を確認することです。性的な行為への参加には、お互いの「したい」という積極的な意思表示があることが大切です。お互いの意識確認ができていない、性的同意が得られていない性行為が性暴力や性被害につながることがあるからです。アクションを起こしたほうが同意を得るのが基本で、２０１８年7月、スウェーデンでは明確な同意のない性行為はレイプとする改正法が成立し、日本でも近年、性的同意について積極的な議論が見られるようになりました。

次のページに、京都市男女共同参画センター「ウィングス京都」が作成した、性的同意に関するチェックリストを紹介します。

話を少年の例に戻すと、この場合、A君はBさんの性的同意を得られていません。

Bさんが「イヤだ」と言っていなかったからといって、A君に自らの身体のプライベートゾーンを触られることを許可したわけではありません。一緒にいてなにも言わなかったのは、Bさんが「嫌われるのがこわい」「関係がこじれたくない」「断ったら逆上されるかもしれない」と考えたからかもしれません。しかも誰が見ているかわからない学校です。

身体的な安全領域に無許可で侵入されることは、それだけで恐怖を感じるものです。性被害に遭っている女性には、恐怖で心身が麻痺したように動かなくなる「フリーズ」と呼ばれる現象が起こるケースがあることは、すでに多くの事例から証明されています。

しかしA君は「Bさんが『やめて』と言わなかった」ということを触ってよい理由とし

図4

"性的同意"を取るって、どういうこと?
チェックはいくつ入りますか?

□ check1	二人きりでデートに行くことは、性行為を前提としている
□ check2	キスをしたら、性行為をしてもいい
□ check3	相手がイヤと言っていても、「イヤよ、イヤよ、も好きのうち」なので、性行為をしていい
□ check4	相手がイヤと言ってなかったら、性行為もOKのサインである
□ check5	酔った勢いで、性行為に及ぶのはしかたがない
□ check6	互いに成人していれば、性行為の際に同意を求める必要はない
□ check7	家に泊まるのは、性行為をしてもいいというサインだ
□ check8	付き合っていれば、性行為をするのは当たり前だ
□ check9	同じ相手に、毎回、性行為の同意を取る必要はない
□ check10	ナイトクラブに来る人は出会いや性的交遊を求めて来る人が多いので、性行為に際して同意を取る必要はない

要注意!　**一つでもあてはまるなら、"性的同意"は取れていないということ!**

出典:ウィングス京都「ジェンダーハンドブック」公益財団法人京都市男女共同参画推進協会、2019年　https://www.wings-kyoto.jp/association/publications/

てしまったのです。ひょっとしたら「つき合っていれば、性的な行為をするのは当たり前だ」とも考えていたかもしれません。

また、YouTubeは比較的規制が厳しい動画プラットフォームだと思われていますが、A君はその動画で得た知識を鵜呑みにして、Bさんを相手に性的接触を繰り返してしまいました。私がA君との面談で性的同意について詳しく話してみたところ、A君は内容を理解した様子で「こういう知識がちゃんとあれば、あんなことしなかったと思います」と語っていました。

恋愛関係においては、手をつなぐ、ハグやキスなど、順序を追って肉体関係を深めることもこの機会にはじめて知ったと言いました。Bさんの負った心の傷も深刻ですし、A君も正しい知識を教えられなかったゆえに加害者となってしまいました。そういう意味では、どちらにとっても不幸な事件だったといえます。

性的同意は、なにも性行為や性犯罪の文脈だけでなく、人と人との関係性の問題から始まる「誰にとっても必要な人権」です。そしてこれも、親が子に家庭内で教えるべき大切なテーマです。性教育といっても、セックスについてだけ教えるわけではないのです。

自己肯定感を無理に上げる必要はない

性依存症に限らず、依存症からの回復は往々にして「自己肯定感を高めること」が注目されがちです。しかし、私は自己肯定感を無理に上げる必要はないと思っています。自己肯定感よりも、注目すべきは「自己受容」だと考えているからです。

自己肯定感はこれまで数々の研究者などによって定義づけされ、些細な違いはありますが、「自らの価値や存在意義を肯定できる感情」を指します。いわば、あらゆる肯定的な心理的要素を表現する包括的名称としても捉えられています。

自己肯定感の高い状態とは、「自分が価値のある存在である」と感じていたり、自分に自信がある状態です。その特徴としては、さまざまな物事に取り組む意欲が高いことが挙げられます。

メディアや書籍でも「自己肯定感の上げ方」などがさかんに取り上げられていますし、小学校高学年の時期に重視すべき発達課題のひとつとして、自己肯定感の育成が掲げられているほどです（文部科学省「子どもの徳育の充実に向けた在り方について（報告）」２００９年）。

とくに日本では、「自己肯定感信仰」が強い一方で、他の諸外国に比べて若者の自己肯定感は低い傾向にあることがさまざまな調査で明らかになっています。

図5　自分自身に満足している

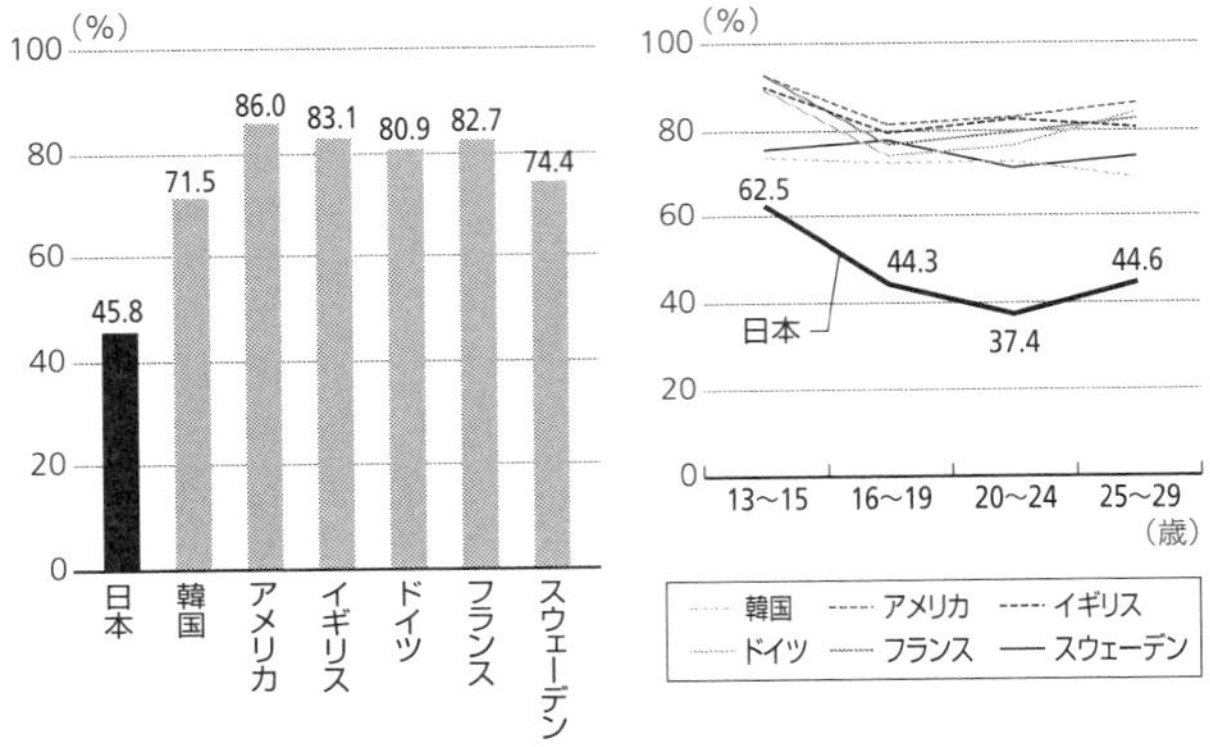

図6　自分には長所がある

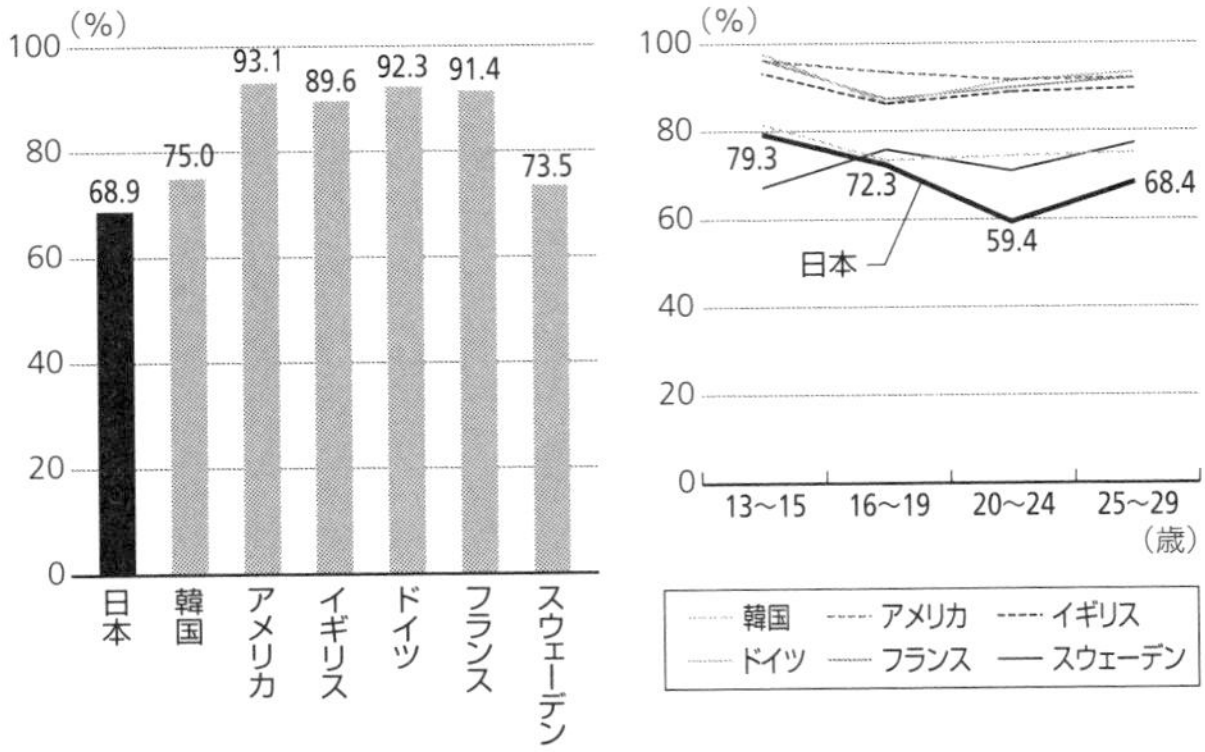

日本の若者のうち、自分自身に満足している者の割合は5割弱、自分には長所があると思っている者の割合は7割弱で、いずれも諸外国と比べて日本が最も低い。年齢階級別に見ると、とくに10代後半から20代前半にかけて、諸外国との差が大きい。

出典：内閣府「平成26年版 子ども・若者白書」

依存症回復のカギは自己肯定感より「自己受容」

自己肯定感を上げてポジティブに過ごすこと自体は悪いことではありませんが、ときに「自己肯定感が高くないとダメ！」というなかば強迫的ともいえる世の中の雰囲気を感じることもあります。また、ＳＮＳなどで他者からの「いいね！」によって築き上げられた「偽りの自己肯定感」も存在します。

一方で、実際に依存症の治療をして回復していった人たちに共通するのは、「自己受容」ができていることです。自己受容とは、ひとことでいえば「今の自分でＯＫ」と言える状態です。

育ったところがどんなに過酷な環境であっても、いい大学を出ていなくても、有名な会社に就職していなくても、そしてどんなにひどい底つき体験をしていても、「自分の今の心と身体でＯＫなんだ」と思って生きていける。そんな心理状態を、仲間との分かち合いを通して時間をかけて育んでいくプロセスが自己受容だと私は考えています。

もちろん人に迷惑をかけたり、犯罪行為に及ぶ依存症は問題ですが、少なくとも「その症状や病とともに生きていく」「変えられない過去とともに生きていく」というイメージです。

摂食障害者なら、それまで「痩せなくては」と思い込んでいた状態から、「自分のこの身体と体型で生きていくんだ」と自らを優しく受け入れて、過食嘔吐の苦しみを手放していくことでしょう。

性依存症者なら、「別にセックスという手段を使わなくても、自分は受け入れられている」という実感を得ることが自己受容の形です。その結果、「すべての人から愛されなくてもいい」「必要な人にだけちゃんと愛されていればそれでＯＫ」「自己否定的な感情を自慰行為で解決する必要はない」と思えるようになると、次第に強迫的な性行動からも遠ざかります。

実際に回復した方々と話すと、彼らには共通して「悟り」を得たような雰囲気を感じます。頑張っていない、パワーゲームや競争から降りている、ラクに生きている、という印象すら受けます。

このような“I'm OK.”そして“You are OK.”と言える自己受容や他者受容を積み上げた結果として、培われた自己肯定感は非常に強いものです。一方で、自己受容の積み重ねをせずに、他者からの「いいね！」だけを追い求めた結果としての自己肯定感の脆弱さは想像に難くありません。

第6章　AV男優・森林原人と語る　そもそも「性欲」とはなにか？

――幸せなセックス、依存症のセックス

本書では、セックス依存症が引き起こす生きづらさや数多くの弊害、そして回復への道筋について説明してきました。

しかし本来、性やセックスは人間が生きる上で欠かせないものです。そもそも私たち自身も、その多くは両親の性の営みによってこの世に生を与えられてきた存在です。

この章では、これまでにもたくさんの人のセックスにまつわる悩みに答えてきたAV男優・森林原人さんを迎えて、性欲とはなにか、セックスと幸福の関係について考えていきます。

森林原人（もりばやし・げんじん）

1979年生まれ。中学受験で麻布、栄光、筑駒、ラ・サールすべてに合格し、筑駒に入学するも勉学に挫折。一浪して専修大学文学部心理学科に進学後、1999年、20歳でAV男優デビュー。出演作品は1万本を超え、経験人数は1万人以上。

著書に『セックス幸福論』（講談社文庫）、『イケるSEX』（扶桑社）、『「人生最高のセックス」でもっと気持ちよくなる』（KADOKAWA）がある。性と向き合い、性を知り、性を楽しむためのサイト「リビドーリブ」とオンラインサロン「森林公園」を運営中。
Twitter: @AVmoribayashi

僕もセックス依存症だったかもしれない

斉藤　森林さんとは、２０１９年にホテルメトロポリタンで開催された日本「性とこころ」関連問題学会のシンポジウムでご一緒しましたね。

森林　はい。そのときは「性と生とこころ」というテーマでお話ししました。今回はセックス依存症ですが、僕自身とても興味深く読ませていただきました。まず冒頭の「性依存症チェックリスト」では6個ぐらいあてはまりました（苦笑）。

斉藤　森林さんはどんな点が思い当たりましたか？

森林　たとえばプライベートでは、大事な約束があってもオナニーして遅刻することもあるし、ネットでオカズを探してたら2時間たっていた……なんてこともザラです。まさにセックス依存症は自分ごと。でもそんな僕が、かろうじて依存症に苦しまずに生きてこられたのは、ＡＶ男優という仕事のおかげかもしれません。

斉藤　森林さんが男優として活動するようになったのは、学生のころだとか。

森林　はい。かれこれ20年以上続けていることになりますね。中学・高校と男子校で女性とも縁がなく、大学受験にも失敗した僕は、将来の展望も描けず、そのくせプライドは高く、行き場のない自己愛を持て余していじけていました。

自分がイヤでイヤで、そこと向き合わずに済むようにオナニーばかりしていて、まさに「負の強化」ですね。オナニーで一時的に自己無能感を忘れようとしてたんです。でも射精して我に返れば、時間を無駄にした後悔とともに、より強く自己無能感を突きつけられるんです。

そんなある日、オナニーしようと広げたエロ本にAV男優募集の記事を見つけて応募しました。この行動は性欲に突き動かされたもののようで、その実は自傷だったと今では自覚しています。「もうこんな人生めちゃくちゃにしてやる！」みたいなヤケクソ根性です。

でもそこで、人より性器のコントロールが得意なことがわかり、評価してもらえたんです。なんだか居場所を見つけたような感覚でした。それまでは時間を無駄にしてしまうと呪っていた性欲を、経済活動に活かせる場に行けたから、ここまで生きてこれたのかなと思います。

僕にとってAVのセックスの良さって、仕事としての達成感と身体的な快楽、そして自分のオカズ用に「残せる」という点なんです。自分が出ているAVでオナニーすると、性欲がうまい具合に循環している気になれるんです。

もちろん引退した出演者の多くは残したくないと思うものでしょうが、もしもAV男優をやってなかったらセックス依存症に陥って人生破滅していただろう僕からすると、「望んでもこれ以上の快楽はないぞ」と自分に言い聞かせるために残っていてほしいですね。

AV業界とセックス依存症

斉藤　性に携わるAV業界では、やはり森林さんと同じような感覚の人も多いのでしょうか？　もちろんAV業界といっても、出演者やメーカー、プロダクションといろいろな立場があると思いますが。

森林　そうですね。ここからはあくまで僕個人の見解として聞いてもらえればと思うのですが、AV業界にもセックス依存症の人は少なからずいると思います。

とくに出演者に関していえば、男女の違いがあります。まず女優さんの場合、承認欲求と深く関わってくる話だと思います。やっぱりAV業界って女優さんにとって居心地が良い場所なんですよね。セックスを見せることで、スタッフや事務所関係者、そしてユーザーにチヤホヤされて、自分が中心になる場所が生まれるんです。

斉藤　仕事=セックスをすることで、他者から「必要とされている」と感じるわけですね。

森林　はい。セックスが自己価値の拠りどころになるので、ますますセックスにのめり込んでいくケースを実際に見てきました。前向きに仕事に取り組むのは決して悪いことじゃないですが、いざ人気がなくなるとその反動で「あれ、私っていったいなんだったんだろう？　もう誰にも必要とされてないじゃん」と自己無価値感に苛まれることがあります。

　セックスを見せることで築き上げた自信なので、そこに価値がないと思わされるのはつらいわけです。それでそのつらさを忘れるためにアルコールや買い物に依存したり、摂食障害になったり、ホストに貢いだり、リストカットしたり、他者に攻撃的になるといった人が出てきます。これは先生が第5章でおっしゃっていた「自己受容ができてない状態での自己肯定感の脆さ」にも通じることです。

　もちろん本人の意志や賢さの問題だけではなく、ＡＶ業界の構造自体が大いに影響していると僕は考えています。男女関係なく、自身の性を商品化していくときは、そこにすごく意識的でないと、なにを評価されて対価を得ているのかが理解できない。僕もずいぶん長いこと勘違いしてました。男優としての評価を、人格への評価だと書き替えていたんです。

それと、これはあくまで僕の肌感覚ですが、性を商品化する人は、成育環境が過酷だったり、生きるのに必死だったりとか、不器用な人が他の業界よりも多いと思います。

斉藤　男優さんの場合は？

森林　男優にもセックス依存症の人がいるかもしれません。でも女優さんとは違って、「負の強化」ではなく「正の強化」の比重が大きいから、依存症というよりはただの好き者とか愛好家といったほうがしっくりくるかもしれません。男優になる理由の多くは女優さんの承認欲求とは違い、大半は性欲です。「射精したい」というより、「AV女優を見てみたい」「AVの撮影現場に行ってみたい」という好奇心レベルの性欲ですね。

でもそれが、出世していくと変わっていきます。セックスが次々にお金と名誉を生み出してくれます。名誉といっても業界内だけのことですが、AV男優で忙しくしていると外の世界の人と交流しなくなる人がほとんどだから、井の中の蛙になっていることに気づけない。

セックスで得られる報酬が膨大なので「正の強化」がとんでもないレベルで進んで、それに身体が慣らされていくことで、セックスで全能感を得たような勘違いを起こします。僕なんかもそうだし、売れっ子と呼ばれる男優はこの落とし穴に一度はハマってしまうんではないでしょうか。

そこから抜け出せないと、先生が指摘していた男尊女卑的な価値観を持ち続けることになるのかなと思います。ＡＶ業界の中心は女優さんですが、女性を商品化しているという点では男尊女卑から抜け出しにくい構造なんだと、ようやく最近わかるようになってきました。遅すぎですね……。

そもそも「性欲」とはなにか？

斉藤　先ほど「性欲」という言葉が出ました。私自身も性依存症の問題に向き合っていくなかで、「性欲とはいったいなんだろう」と考えることがあるんです。勃起や射精をすることなのか。性欲をはかる尺度はなんなのか。

これまで私が関わってきた多くの性犯罪者のなかには、問題行動を起こす動機が必ずしも性欲ではないケースが実に多い。痴漢の例でいえば、問題行為に及んでいるときに勃起も射精もしていない人もいますし、「他の人と比べて性欲が強いとは思わない」と言う当事者もたくさんいました。

森林　僕が考えるに、性欲は6つのカテゴリーに分けられると思うんです。

①性的接触行為によって肉体的快感を得たい（肉体的快感欲）
②相手を所有・支配・征服したい（支配関係欲）
③精神的につながりたい（連帯関係欲）
④セックスを通して社会的な評価を得たい（社会的承認欲求）
⑤遊びや非日常的な時間や感覚を堪能したい（娯楽欲）
⑥自分の子孫を残したい（生殖欲）

という具合です。僕は、⑥の「子孫を残したい」という欲望に関してはあまりピンときてないんです。というのも、「男性は子種をばらまくために、いろんな女性とヤりたくなるようDNAにインプットされてるんだ」という話って、あまりに男性側に都合のいい神話なんじゃないかと思ってて。

だって性依存症者でも、AV業界の人間でも、「子孫を残したい」という欲望に突き動かされてセックスする人って皆無だと思うんです。子づくりって、欲望というよりは意志ですよね。すごく理性的な判断がそこにはあって、子どもはその結果でしかないと考えています。

　最近のＡＶでは、「種付けプレス」なんて言葉があります。これは、女性を押さえ込んで膣奥で射精すると、精子が子宮に泳いでいって妊娠させられちゃう……というエロ漫画的妄想を実写化したものです。パッケージには「妊娠確定」「孕《はら》ませ」なんてワードも並びますが、子どもがほしいわけではなく、マーキング的な意味での支配欲からくる言動です。だから、女優さんのお腹が大きくなった描写は出てきません。

斉藤　一見、⑥に関わりがあると思いきや、それはあくまで②の支配欲や男尊女卑的価値観の延長線上にあるものですよね。

森林　そうです。やっぱり「愛の結晶として子どもを残そう」みたいなセックスはユーザーからは求められてないし、たとえ見たとしても興奮の対象にはならないと思うんですよね。

斉藤　そういう「愛」と密接したセックスはＡＶでは描かれないわけですね。

森林　ないわけではありませんが、僕の体感では１％といったところじゃないでしょうか。

かつては「一盗二婢三妾四妓五妻《いっとうにひさんしょうしぎごさい》」＊5という言葉がありました。これは男性が女性との性行為で興奮する相手の順番を表したもので、要は男性は「人妻や他人の彼女との不道徳なセックスに一番興奮する」ということなんですね。妾《めかけ》や使用人は現代では一般的ではないですが、不倫がなくならないことからしても、不道徳さや罪悪感が性欲に火をつけるのは変わってないかもしれません。

じゃあ実際に、現代の男たちはなにに興奮するのか、ということで大手アダルトサイトFANZAの人気検索ワードを見てみたんです。これは2018年のデータなんですが、1位「熟女」、2位「巨乳」、3位「痴漢」という結果でした。＊6

斉藤　このデータでは、ユーザーの7割が男性のようですね。

＊5―一盗二婢三妾四妓五妻……盗は人妻・他人の彼女、婢は下女・家政婦・使用人、妾は愛人、妓は遊女・娼婦・売春婦、妻は正妻の意で、不道徳の度合いが高いほど興奮することを示す

＊6―日本は世界的に児童ポルノ大国といわれているが、同ランキングの「ロリ」の検索順位は23位と低い。これは同サイト運営の方針で、あらかじめ伏せ字になっていることが影響しているともいわれる。なお「痴漢」というワードも、現在は同サイトで検索できなくなっている

FANZA REPORT 2018　https://special.dmm.co.jp/fanza/feed/news/fanza-report-2018

森林　はい。ＡＶでいう「熟女」とはおおよそ30代以降の女優さんが出演している作品を指すんですが、30代以降のユーザーは自分と同世代の女性に興奮するのでしょう。不道徳性ではなく、同性代ゆえの共感性やリアリティに興奮していると思います。これは僕も40歳を過ぎ、20歳前後より40歳前後の女性に性欲を抱くので、実感に基づく説です。

斉藤　なるほど。そしてここで注目すべきは、３位の「痴漢」ですよね。

森林　はい。最近では、サイト側も作品のタイトルを「痴●」と伏せ字にするなど性犯罪防止の意識も高まっているようですが、やはり男性の性欲は支配欲と根深くつながっていることが、このようなデータひとつとっても垣間見えると思います。

「首絞めて」男尊女卑を内面化した女性の性欲

斉藤　女性の性欲については、森林さんはどうお考えですか？

森林　第5章にもありましたが、女性も男尊女卑をベースとした価値観を知らず知らずのうちに内面化している人が多いと思います。とくに僕が現場で気になるのは、「首絞め」などのマゾヒスティックなプレイを若い女優さんが多く求めてくることです。

斉藤　首絞め、ですか。

森林　あれこれいろんなセックスを試して飽きてきたベテラン女優さんが言うならまだわかりますが、デビュー作の撮影時に「私、首絞めされたいです」と訴える子もいるんです。デビュー作では過激すぎるプレイはしないのが原則なのでやりませんが、これはごく一般の人々の間でも、男女間の「支配／被支配」が明確なプレイを行っている人がいかに多いか、それを如実に表しているともいえます。

斉藤　女性も「支配欲」としての性欲をすでに内面化しているんですね。

森林　女性向けＡＶでは、「マッサージもの」というジャンルも非常に人気があります。これは、マッサージ師の施術中に身体のあちこちを触られた女性が、最初は抵抗を示しながらも、やがて快楽に流されてなし崩し的にセックスしてしまうというものです。

　マッサージでは身体を他者に預けるし、いってみればこれは「日常にある支配的空間の延長線上」です。女性の性欲もその人が本来持っている欲求というだけでなく、男尊女卑の価値観が根強い社会からの刷り込みによって定義されている部分も大きいと思います。

性欲は「条件付け」と「学習」でアップデートされる

斉藤　性的な欲求は社会的な刷り込みに加えて、条件付けの側面もありますね。

痴漢の例でいえば、制服を着た女子中高生を執拗に狙う性犯罪者が多くいます。これは、単なる制服へのフェティシズム的な視点だけではありません。当事者に話を聞くと「制服は従順の象徴だから」と口を揃えて言うんです。制服には「抵抗しない、反発しない、泣き寝入りしそう」といったイメージがあると。

森林　決して「スカートの丈が短いから」といった露出の問題じゃないんですね。

斉藤　はい。これは知人女性の話なんですが、彼女は学生のころ、あえて私服で平日の満員電車に乗ってみたそうです。彼女はパンクっぽい服を好んで着ていたのですが、見事に私服では痴漢に遭わなかったそうです。制服は従順の象徴というように、性欲も社会のなかで条件付けられていくものなのだと思います。

森林　男優の立場からいえば、性欲の強弱や性癖のバリエーションは学習によって増やせるものだとも思うんです。というのも、最近は事前に撮影内容を知らされることも多いん

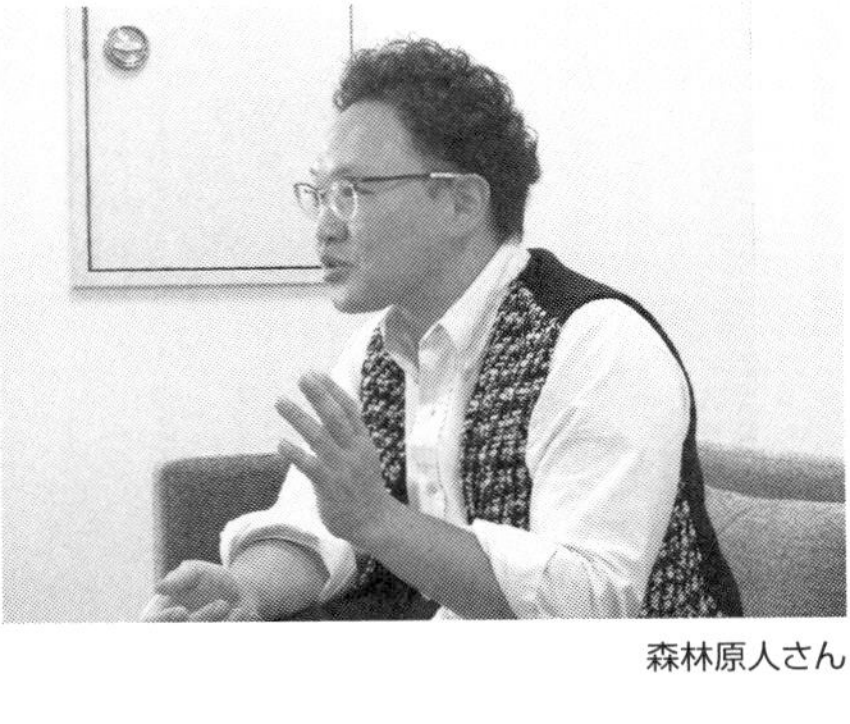

森林原人さん

ですが、僕たち男優は、セックスする相手は現場に行くまでわからない、なんてことが当たり前でした。

18歳の新人かもしれないし、65歳かもしれない。それでもプロとしては、たとえ自分が興味のないタイプの相手だろうが、まったく興味のないプレイだろうが、監督の指示どおりに勃起して射精しないといけません。

斉藤　あらためてすごい過酷な仕事なんだなと思います。

森林　以前、ゴスロリものの撮影があったんですが、当時の僕はその良さが全然わからなかった。禁欲的でふわふわとかさばる衣装を着て、胸も股間もまったく見えない状態でのセックスでどう興奮していいのか理解できず、反応できなかったんですよね。

普通の人なら「自分の好みじゃないんだ」と選択肢から外せばいいんですが、男優はそれでは許されない。そこで趣味も兼ねて、同じジャンルの作品を見たり、ゴスロリ好きの男性に話を聞いていったんです。そうすると「あ、こういう良さもあるんだ」とゴスロリの良さがだんだんわかっていったんですね。

斉藤　性嗜好を学習していったと。

森林　はい。今はゴスロリ以外にもいろいろと広がり、いわゆる「ニューハーフ」の人や男性とのセックスも興奮します。生まれ持った性的指向に気づいていったわけではなく、学習の成果で性欲のあり方を拡大したんです。そういった意味で、同性愛者と僕の性欲は成り立ちが違っていて、根っこにあるのは愛ではなく欲ですね。同性欲者です。

学習して身についたものだから、学習が更新されると、かつて自分が興奮していたものでも興奮できなくなっていくこともあるんです。

以前の僕は、女性がセックスで「イヤ」とか「やめて」と抵抗することに興奮を覚えていた時期もありました。いわば「イヤよイヤよも好きのうち」を真に受けていた。「女性器は挿入したら自動的に反応する装置」くらいの認識でした。しかし近年、性的同意について学んでいくにつれ、女性の嫌がる様子を見るとすごく萎えてしまうようになりました。

斉藤　学習によって、性欲の条件付けも変わっていったんですね。

森林　まさしく。今考えると、僕の一方的なやり方で不快な思いをした女性もいるのでは、と思い返して反省することもあります。そんな僕が言うのもなんですが、こういった「認知の歪み」は学習によって矯正されていくから、生まれながらの性的悪人はいないんじゃないかと思うんです。

アイドルの追っかけを生きがいにして痴漢をやめた人

森林　性欲、性癖は学習されるものだし、認知の歪みも矯正されうる。そういった意味では、痴漢などの非合法タイプの性依存症の人も、学習によって合法、健全かつ相手の意思も尊重できる行為を欲求の矛先としてバージョンアップしていくことはできるのでしょうか？

斉藤　性暴力は、複合的な快楽が凝縮した行為です。薬物もアルコールも万引きも嗜癖性は強いですが、性の嗜癖性の強さはダントツです。そしてこれまで依存していたものを手放して、新しい依存先を見つけることは、それまで自分が生きがいとしていたものを捨てて、別のものを生きがいにしていく作業です。

新しい依存先を見つけるのは、たやすいことではありません。もちろん、そんななかでも実際に新たな依存先を見つけて、回復していった成功例もあります。

森林　あるんですね！

斉藤　路上痴漢で何回も逮捕されて受刑経験のある人なんですが、自助グループに通ううちにアイドルの追っかけになったんですよ。とにかくライブに通ったり、オフ会に参加したり、推しのグッズを肌身離さず身につけているという熱心な応援を続けていました。

森林　痴漢からアイドルの追っかけに……合法的依存に転身したんですね。

斉藤　当初は周囲からも心配されたようですが、彼は「もしも自分がまた痴漢して捕まったら、推しに迷惑がかかってしまう」と言っていたそうです。「痴漢するヤツがファンだと世間に知られたら、推しの顔に泥を塗ることになる。それだけは絶対にイヤだ」と。ファン同士の絆も深いらしく、新たな仲間もできた。それとともに、被害者への謝罪の念も出てきました。

森林　そんな思考回路があるなら、「身内に迷惑はかけられない」と考えてもよさそうですが……。もしそのアイドルが引退したり、それこそ結婚したらどうするんですか……？　痴漢行為が再発する危険性は？

斉藤　実は、彼はすでに別のアイドルの追っかけも始めたんです。自助グループやアイドルファンの仲間という新しいつながりのなかで、やめ続けていく力をもらって、複数の依存先を作った。彼にとってはアイドルを応援することが新たな生きがいになったんですよね。

森林　生きがいを見つけて犯罪に手を出さなくなった上に経済を回すなんて、う〜ん、なんともいい話ですね。

ＶＲやセックスドールは性依存症の抑止力になるか？

森林　第5章でも述べられていた、アダルトコンテンツと性依存症の関係についてお聞きしたいです。痴漢や盗撮など性犯罪を犯す人も、ＶＲなどでよりリアルなＡＶを見ることで、それが犯罪行為の代替となって、性犯罪の抑止力になるのではという声もあります。一方で、それらは性犯罪の呼び水になってしまうという声も。もし後者が本当だとしたら、ＡＶに出ている人間として非常に悩ましく思います。

斉藤　これは議論が二分されるところですね。結論からいえば、「性依存症者はフィクションでは物足りなくなって、やがて本物を求めるようになる」という意見が大方です。

　薬物依存症の治療では近年、「ハームリダクション（薬物による害の低減）」というアプローチが注目されています。他人への譲渡、栽培や販売する行為は犯罪とみなすものの、限られた範囲の中であれば、少量の自己使用は罪に問わないとするのです。実際に薬物の摂取を非犯罪化した後、使用者数やＨＩＶなど性感染症者が減少し、一定の効果を上げました。これはヨーロッパで生まれて世界各地に広がりを見せています。

森林　日本は違法薬物を犯罪として、厳格な取り締まりの対象として乱用を防ぐゼロ・トレランスの方針ですが、これとは違う発想ですよね。

斉藤　ハームリダクションでは、薬物をやめることよりも当事者の健康被害を減らしたり、支援につながることや環境調整が重視されてるんです。使用による害をできるだけ小さくしよう、と考えているんですね。

森林　単に厳しく罰しても当事者が救われるわけじゃないですもんね。

斉藤　ただ、薬物依存症で効果を上げているハームリダクションの概念をそのまま性依存症に応用できるか、というと非常に難しいんです。

森林　映画『ブレードランナー２０４９』みたいに、理想のバーチャル美少女キャラが自分に向かってパンツを脱いでくれるのは楽しいだろうなあと思うんですけど、それも性依存症の人の代替行為にはならないんですか？

斉藤　痴漢や盗撮など「行為・プロセス依存」の人は、捕まりたくないものの「捕まるリスクがある」という、いわば死と隣り合わせになったスリルを感じることで行為そのものに耽溺していく側面もあります。つまり、どこまでも合法のＶＲやバーチャル美少女が彼らにとっての代替手段となるかは、正直わからないですね。

　また小児性愛障害のある人がセックスドールを使うことについての議論も取り沙汰され

ていますが、それに関しても同様の理由から慎重にならざるをえないのが現状です。

一般人よりはるかに厳格な撮影現場の「性的同意」

斉藤　森林さんは折に触れて「ＡＶはファンタジーだ」ということを発信されてますよね。

森林　はい。僕が性教育に取り組み始めたのが今から3〜4年前なのですが、そのタイミングで、アダルトビデオが社会や生活全体にどのような影響を与えているのかを真剣に考えるようになりました。

　僕と同じように「ＡＶはファンタジーだ」と公の場で発信している男優のなかには、レイプを扱った作品は社会悪だから一切出演しないという人もいるんです。

　もちろんその考えはもっともですが、僕個人は、レイプは悪と断定した上で、作品の中でレイプを描く自由を残しておきたいと考えています。表現の自由ですべてが認められるべきだとまでは思わないのですが、創作物の中では多くの自由を認め、その代わりゾーニングをもっと厳しくするのがいいのではないかと。

　でもゾーニングが徹底できていない現状では、18歳未満の子どもでもＡＶを見れる。だからこそ、「レイプ作品のＡＶはファンタジーなんだよ、嫌がっているのに感じていくのは演技だよ、本気で望んでる女性はいないからね」と周知していくことは、ＡＶを制作する者たちの責務ではないかと思うんです。

斉藤　実際のＡＶの撮影現場では、撮影前にかなり慎重に女優さんの同意を得て、ケアも念入りに行われていると聞いたことがあります。

森林　アクション映画でも、綿密な打ち合わせを重ねて撮影するし、場合によっては命綱をつけたり、ＣＧを使うこともある。これはＡＶの撮影現場でも同じです。僕たちも何度も出演の意志（同意）を確認して、性感染症の検査表を見せ合って、コンドームを着けて撮影する。

　出演者のなかには「性病検査をしてない一般の人とは怖くてセックスできない」と言う人もいます。だから、「人と人が粘膜をくっつける行為をするには、ものすごく厳密な手順や同意が必要なんだよ」ということを、現場にいる僕らが伝えないといけないと思うんです。

斉藤　ファンタジーを描く際、現場ではそれほどまでに厳密な手順を踏んでいることを視聴者に届けるのが森林さんたちの役割だと。

森林　僕のような発言を良しとしない人も業界にはいます。見てる人がしらけるからやめろと。でもプロなら、本来は見ている人が「ガチなんじゃないか」って勘違いするぐらいの演技や演出を目指すべきじゃないかと思うんです。

だって、女優さんに嫌がる演技を上手にさせるより、リアルに嫌がらせたほうが簡単だから。でもそれでは女優さんの負担が心身ともに大きいし、そんなことはできません。

撮影現場では、右手で音が大きく響くけど痛みが少ないビンタをしながら、カメラに見えない左手では手をつないで、小声で「大丈夫？」と確認している……というのが現実です。

斉藤　厳密にリスク管理されているなかで、リアルに嫌がる演技をするほうが難易度は高まりますよね。

性的同意については法の世界でも動きがあります。法務省では、２０２０年６月から性犯罪の規定の見直しに関する刑事法検討会が開催されていますが、そこでは同意のない性行為はすべて性暴力とするよう、多くの人が声を上げています。

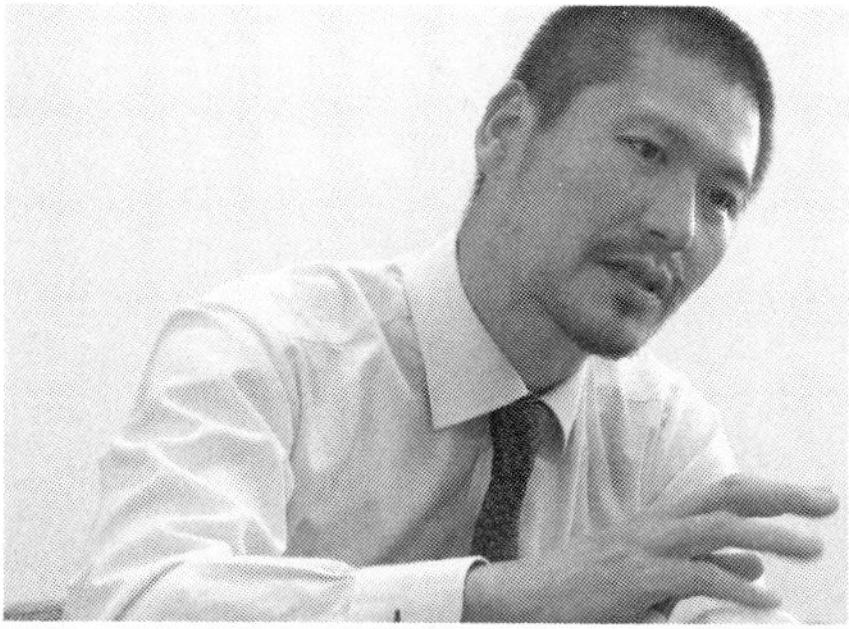

著者

すでにイギリスやスウェーデンなど諸外国では、本人の同意がなかった時点で性犯罪の構成要件が成立する法律になっています。

今、まさに性的同意という考え方が加速度的に「常識」となってきている。そうなると、たとえファンタジーといえども、ＡＶ業界における性の捉え方や描写も変わらざるをえないと思います。

森林　まさにそのとおりですね。ちなみに性的同意の流れでいえば、今僕が提唱しているのは「遊びとしてのセックス」という考え方です。「遊び」といっても相手を騙したり、たぶらかすということではなく、子どものころにした鬼ごっこやかくれんぼ、けいどろのような、純粋な意味での「遊び」です。

一緒に遊ぶ者は対等で、立場の変換が簡単で、一緒に楽しみ、遊びの誘いに応えるのも途中でやめるのも各自の自由。そこには自他の尊重があって、だから安心安全に遊びという行為に夢中になれる。

かくれんぼなら、「この公園の中だけで隠れよう」という最低限のルールがありますよね。もしそこで本気で隠れようとして、どこか違う街に行ってしまったら見つからないし、遊びとして楽しくない。セックスも同じように、最低限のルールとしての性的同意を踏まえた上で「遊び」を共犯的に楽しもうよ、というものです。

　もちろんセックス依存症の方は、セックスをやめたくてもやめられない状態で苦しんでいるという明白な事実があり、かつての僕のようにセックスを呪っている人もいるかもしれません。その方たちにこの概念がどこまで通用するかわかりませんが、性的同意の概念が持ち込まれることでセックスが堅苦しくなるのではなく、より安全に、純粋な楽しみのひとつとして存在し続けてほしいと思っています。

子どもに「お母さんはオナニーするの？」と聞かれたら……

森林　斉藤先生が「父親が性教育に関わることの重要性」をおっしゃっていたのも印象的でした。先生のお母さまが日ごろから積極的に性について語ってくれたエピソードも素晴らしかったです。

　ただ今の日本では、そのような方はまだ少ないみたいです。いまだに母親への「母性神話」が根強く、母親を性とは切り離された「聖なるもの」として捉えていく考えが残っているからです。交際する女性はエロに開放的でもいいけど、結婚して子どもができたら聖なる母親になってくれよ、という押しつけがある。それを女性も内面化していて、そうなろうとしていく。

斉藤　これも男尊女卑的な価値観ですよね。

森林　まさしく。これは僕の知り合いの性教育に携わっている方の話なんですが、「子どもに『お母さんはオナニーするの？』と聞かれたら逃げないでください」と言うんです。

斉藤　いざ自分が子どもに聞かれたら、答えに困る質問ですね。

森林　その方いわく、子どもに対して「してる」「してない」と答える必要はないと。「オナニーは悪いことでも、恥ずかしいことでもない。だけどすごくプライベートなことだから、するかどうかはお母さんだけの秘密。あなたも誰にも言う必要はないんだよ。たとえ聞かれても言わなくていいよ」と当たり前のこととして伝えることがポイントなんですって。

それを聞いたとき、親が「自分は母（父）であり、女性（男性）であり、個人であり、複数の顔を持った人間なんだ」ということを子どもに伝えていくことも性教育なんだな、と思ったんです。

斉藤　似たようなことを弁護士・太田啓子さんの著書『これからの男の子たちへ』（大月書店）の対談の中で、小島慶子さんがおっしゃっていました。

そこでも「ママはこうしたい」という欲望を隠さず子どもに伝えることの重要性が語られていましたね。母親が自分の欲望をオープンにして語っていく。かたや父親である男性は、自分の弱さを自覚して、周りに助けを求めていく。こういった親の姿勢は、ますます大切なものになっていくと思います。

森林　セックスについてオープンにしすぎる必要もないけど、隠す必要もない。それこそ自分たちのセックスを見せる必要はありませんが、「お父さんとお母さんはセックスしてるんじゃないか」という予感は子どもたちに抱かせたほうがいい。

そうでないと、「結婚したら子どもをつくる以外はセックスしなくなるもの」と子どもは思い込んでしまう。逆に「うちの親はセックスしてるかもしれない」という予感を抱かせることで、「うちのお父さんとお母さんが仲が良いのは、セックスしてたからなんだ」と性の大切さを感じ取ってもらえる可能性が上がると思うんです。

斉藤　この本でも繰り返し述べているように、親が性的なものに過剰にフタをすると、子どもは性的嫌悪を抱く危険性もあります。ただ、「どこまでオープンにするか」の線引きは悩みどころです。

森林　本当にそうですね。繰り返しますが、過度にオープンにしなくてもいいんです。あくまで自然体で。子どもの前でも、恋人のように振る舞えたら最高です。同じ空間で一緒に暮らしている家族だからこそ、伝わっていくことがある。それが家庭内での性教育の醍醐味だと思います。

僕を救ってくれたセックスの幸福感や悦びを伝えたい

森林　この本でセックス依存症の深刻さを知ったわけですが、一方で僕はセックスの可能性を信じていたいとも思うんですよね。これまでも本やエッセイで書いてますが、僕が20年以上男優業を続けてこれたのは、セックスで得られる全肯定感に生きがいを感じていたからなんです。

斉藤　全肯定感。

森林　若いころから男優の仕事をして、現場でたくさんセックスしても自己肯定感は低いままだし、「自分はもっとなにか別の能力があるんじゃないか」とモヤモヤしたものが心の奥底でくすぶっていました。そんなとき、とある有名女優さんが僕を指名してくれて、その上「森林くんとのセックスが一番気持ちいいよ」とも言ってくれたんですね。そこで「僕は生きてきて良かったんだ」って思ったんです。

斉藤　それは「他者から認められた」という承認欲求も満たされますよね。

森林　はい。ありのままの自分をまるごと受け入れてもらえたような感覚でした。それでコンプレックスが解消されたような、それまで抱えていた葛藤がやわらいでいくような……。その感覚は、この本でいわれている「負の強化」に近いものだとも思うんです。でも僕は、そこから負のサイクルにハマらずに済みました。

斉藤　なにかきっかけがあったんですか？

森林　実はその後、その女優さんが引退してからプライベートで会う機会があって、仲良くなったんです。彼女の部屋に行ったときは、自作のポエムまで見せてくれたし（笑）、もう僕としては相思相愛の仲だと思ってたんですよね。そしてある日、思い切って「つき合おう」と告白したら、「それはないかな」ときっぱり言われたんです。彼女いわく「森林くんとつき合っても先が見えるんだよね」と。

斉藤　なかなか厳しい言葉ですね（苦笑）。

森林　すごく傷つきました。あれだけ深い感動があるセックスをしても、相手と自分は一体化したわけじゃなく、別の存在のままであるという事実を見事に突きつけられました。

たとえ「一体化した」とお互いが思ったとしても、それは幸福な瞬間的錯覚でしかない。

ひょっとしたら「この有名な女優さんが僕を受け入れてくれた」「有名女優が僕のものになった」という征服欲や支配欲、名誉欲だったのかもしれない。セックスしてるその瞬間に相手とつながって結ばれたのは確かだとしても、それは相手のすべてをわかったこととは違うんだと知りました。

斉藤　自他の区別を突きつけられたんですね。

森林　このつらい出来事がきっかけで、セックスの負のスパイラルから逃れられました。この後も、言葉ではなく身体レベルで「受け入れられた」という全肯定感をセックスで得ることは何度かあって、「僕は僕のままでいいんだよ」と背中を押してもらえたような、生きていく上で支えとなるお守りを授けられたような感覚でした。

　僕の知り合いのゲイの人は、今のパートナーとはハッテン場で出会ったそうです。キスした瞬間にビビッときたと。ハッテン場と聞くと、無作為に刹那的なセックスを繰り返すイメージもありますが、現実にはそういう「奇跡のようなセックス」もあると思うんですよね。

斉藤　P36の「自我親和性」のところでも例に挙げたように、患者さんからも「セックスしているときだけは、自分が大切にされている感覚がある」という言葉を聞きますし、一時的とはいえセックスにはそういった力もありますよね。
　一方で多くのセックス依存症の人は、それが始まるとどうしても危険な方向に行ってしまったり、相手を傷つけたり、自分が傷ついたり、なかには自殺までいってしまう人もいるので、そこをどう捉えていくかという難しさがあります。

森林　セックスは人を生かしも殺しもする。僕はセックス依存症に陥っていたかもしれない一方で、セックスに救われた人間です。これからは依存症の深刻さを知った上で、セックスから得られる幸福感や悦びも伝えていけたらと思います。

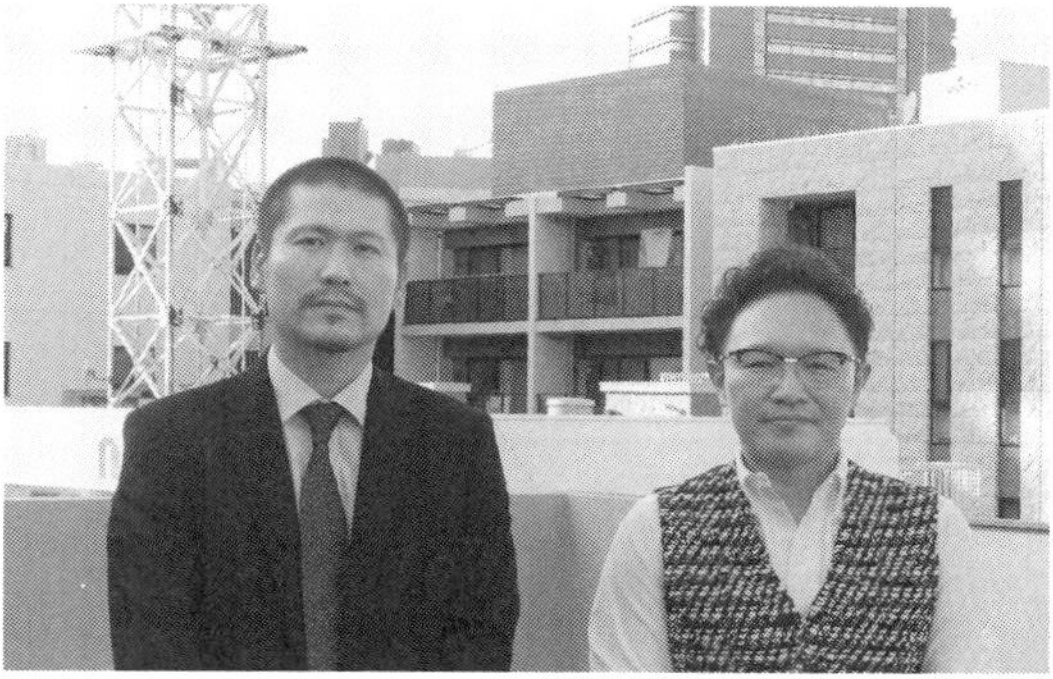

おわりに

弱さを知ることが、やめ続ける強さに変わる

依存症の世界には「強くなるより、賢くなれ」という言葉があります。賢いというのは、もちろん記憶力に優れているとか勉強ができるということではなく、自分の弱さを理解した上で、トリガー（引き金）を適切に回避し、再発のスイッチを入れないことです。

アルコール依存症の人も、意志が強いからお酒を飲まないでいられるわけではありません。再びお酒を飲んでしまうトリガーとなるものからできるだけ距離を置いているからこそ、やめ続けられているのです。また、アルコール依存症の人は飲んでしまうのが問題なのではなく、飲まないと「助けて」が言えないことが問題なのです。

第4章のミラクルさんとの対談では、気軽な気持ちでダウンロードしたアプリが問題行動を再発させるトリガーになってしまったことにも話が及びました。第3章でも述べましたが、自分のウィークポイントを理解して、巧みにトリガーを避け続けることが、最初の

再発である「ラプス」を回避し、問題行動をやめ続ける「強さ」につながるという考え方です。

そして自分の「弱さ」に気づけたら、それを体験談として他者と分かち合う（シェアリング）のが自助グループなどのミーティングです。そこでは、その人の失敗体験が、他の人がやめ続けるヒントになります。失敗は宝の山です。いわば「自分の弱さ」が「他の仲間の強さ」に変わっていくのです。このパラダイムシフトが自助グループや回復の醍醐味といえます。

これは私がソーシャルワーカーになったばかりのころの話です。当時、私はアルコホーリクス・アノニマス（ＡＡ）のオープンミーティングにたびたび顔を出す機会があったのですが、あるときＡＡのメンバーのひとりに、「斉藤さん、正直に話せてないよね。ミーティング中、すごく苦しそうな顔してる」と言われました。

みなそれぞれの体験を話していくなか、私からは「俺はアル中じゃないんだ。自分はここにいる人たちとは違うんだ」という空気が出ていたんだと思います。そして自分の弱さが開示できず、ただひたすら過去の成功体験や武勇伝を苦しそうな表情で話していたのでしょう。つまり私自身が自分の問題を「否認」していたのです。

そして彼はこう続けました。「あなたの弱い話を聞きたい。その話が私たちの力になるんだ」――この言葉に、私は頭を金槌で殴られたような衝撃を受けました。当時の私に、自分の弱い話が他の人たちのエンパワーメントになるという発想はありませんでした。ここではじめて、弱さを開示することのメリットに気づかされたのです。


また、この仕事を始めてからしばらくの間、私自身も「気合いと根性」を信じている熱血ソーシャルワーカー時代がありました。アルコール依存症の人に対して、「もう絶対に飲まないでくださいね！　これは男と男の約束ですよ」なんて言って、握手を交わすこともありました。でも何日か後にその人がスリップして飲んでしまうと、当然ながらとても落ち込むわけです。

そんな、いわば体育会系の精神論でぶつかっていく新人ソーシャルワーカーの様子を見て心配になったのでしょう。ある日、先輩から「そんな働き方をしてると燃え尽きてしまうよ」と言われたのです。

その先輩から私に出された課題が、「1日に3回、職場でSOSを出す」というものでした。職場で助けを求めるのです。当初は「そんなの簡単じゃないか」と思ったのですが、やってみるとこれが実に難しい。それまで人に弱みを見せることをしてこなかった私にとって、どうやって相談したり助けを求めたらいいかわからなくて、とにかく苦しみました。

それから数日たったある日のこと。私は「担当している患者さんがどうしてもお酒をやめられず、自分もどのように対応していいかわからず苦しいんです。このままだと死んでしまうかもしれない……」と先輩に打ち明けました。それは当時の私にとって非常に勇気を要することでしたが、話した後はなんとも清々しく、心がとても軽くなったのを今でも覚えています。先輩は私の話を否定することなく、傾聴してくれました。

なによりこれは私にとって、周囲の人に助けを求めることで、人間関係のダイナミクスが変わることを実感した瞬間ともいえます。また、自分がなぜ他者に助けを求めるのが苦しかったのかの理由を、依存症当事者の回復の姿から気づくことができました。

それは「謙虚さ」です。私は謙虚でなかったから人に相談できなかった。「自分ひとりでこの患者さんをなんとかしよう」と考えるのは、実は非常に傲慢なことなのです。その後は、自分が助けを求めると周りも気にかけてくれるようになり、人間関係もスムーズになりました。これも気合いと根性の世界では得られなかった貴重な体験です。

自分の弱さを理解すること、そして周りに助けを求めること。とくに男性は、人に頼ったり、弱さをオープンにするということに対して、「男らしくない」「弱い男のすることだ」という偏ったイメージが抱かれてきました。これは男らしさの呪いであり、とても有害な価値観です。しかし依存症の現場に長年携わってきた経験からすると、そういった旧来の価値観に固執している人ほど実は脆く、人によっては自死を選択してしまいます。

一方で、回復し続けている依存症者は、その過程で他者（仲間）に頼ることがスキルとして身についていくのです。回復とともに援助希求能力が高まる。これは裏を返せば、依存症は「他者にうまく依存できない病」といえるでしょう。

自立している人ほど上手に他人に頼れる。これは依存症の人でなくても、生きていくために大切なライフハックです。

２０２０年、世界中に猛威をふるった新型コロナウイルスによって私たちの生活は激変しました。人と人の関わり方も日々変容し続けています。経験したことのない未曽有の出来事を前に、うまく他人とつながれず、孤独感や閉塞感を深めてしまうことは誰しもありえます。そんな環境のなかでは、少しでもストレスをやわらげようとして、気づいたらなんらかの依存症に陥ってしまう。それは決して他人事ではありません。

先行きの見えない時代を生きる人たちにとって本書が一筋の光となれば、長年依存症の問題に取り組んできた私にとってこの上ない喜びです。

本書に快く協力してくださったミラクルさんと森林原人さん、ライターのアケミンさん、幻冬舎の小林駿介さん、そして今まで出会ってきたたくさんのアディクトたちに感謝の意を記します。

２０２０年秋

斉藤章佳

参考文献

榎本稔『よくわかる依存症 アルコール、薬物、ギャンブル、ネット、性依存 患者と家族を救うために』主婦の友社、２０１６年

榎本稔編『性依存症の治療』金剛出版、２０１４年

榎本稔編『性依存症のリアル』金剛出版、２０１５年

家族機能研究所編『アディクションと家族 日本嗜癖行動学会誌』第31巻2号、ＩＦＦ出版部ヘルスワーク協会、２０１６年

原田隆之「性的アディクション」『こころの科学』２０１９年５月号、日本評論社

太田啓子『これからの男の子たちへ 「男らしさ」から自由になるためのレッスン』大月書店、２０２０年

森林原人『偏差値78のＡＶ男優が考える セックス幸福論』講談社文庫、２０１６年

小島慶子編『さよなら！ ハラスメント 自分と社会を変える11の知恵』晶文社、２０１９年

津島隆太『セックス依存症になりました。』集英社、２０２０年

斉藤章佳『男が痴漢になる理由』イースト・プレス、２０１７年

斉藤章佳『万引き依存症』イースト・プレス、２０１８年

斉藤章佳『「小児性愛」という病 それは、愛ではない』ブックマン社、２０１９年

斉藤章佳『しくじらない飲み方 酒に逃げずに生きるには』集英社、２０２０年

著者略歴

斉藤章佳《さいとうあきよし》

精神保健福祉士・社会福祉士。大船榎本クリニック精神保健福祉部長。一九七九年生まれ。大学卒業後、アジア最大規模といわれる依存症回復施設である榎本クリニックでソーシャルワーカーとして、アルコール依存症を中心にギャンブル・薬物依存、摂食障害、性犯罪、児童虐待、DV、クレプトマニア（窃盗症）などあらゆるアディクション問題に携わる。その後、二〇二〇年四月から現職。専門は加害者臨床で、「性犯罪者の地域トリートメント」に関する実践・研究・啓発活動を行っている。また、小・中学校での薬物乱用防止教室、大学や専門学校では早期の依存症教育にも積極的に取り組んでおり、全国での講演も含めその活動は幅広く、マスコミでもたびたび取り上げられている。著書に『男が痴漢になる理由』『万引き依存症』（ともにイースト・プレス）、『「小児性愛」という病』（ブックマン社）、『しくじらない飲み方』（集英社）、監修に漫画『セックス依存症になりました。』（津島隆太作、集英社）がある。

幻冬舎新書 602

セックス依存症

二〇二〇年十一月二十五日 第一刷発行

著者 斉藤章佳
発行人 志儀保博
編集人 小木田順子
編集者 小林駿介
発行所 株式会社 幻冬舎
〒一五一-〇〇五一 東京都渋谷区千駄ヶ谷四-九-七
電話 〇三-五四一一-六二一一(編集)
〇三-五四一一-六二二二(営業)
振替 〇〇一二〇-八-七六七六四三
ブックデザイン 鈴木成一デザイン室
印刷・製本所 中央精版印刷株式会社

Printed in Japan ISBN978-4-344-98604-6 C0295
さ-22-1
幻冬舎ホームページアドレス https://www.gentosha.co.jp/
*この本に関するご意見・ご感想をメールでお寄せいただく場合は、comment@gentosha.co.jp まで。